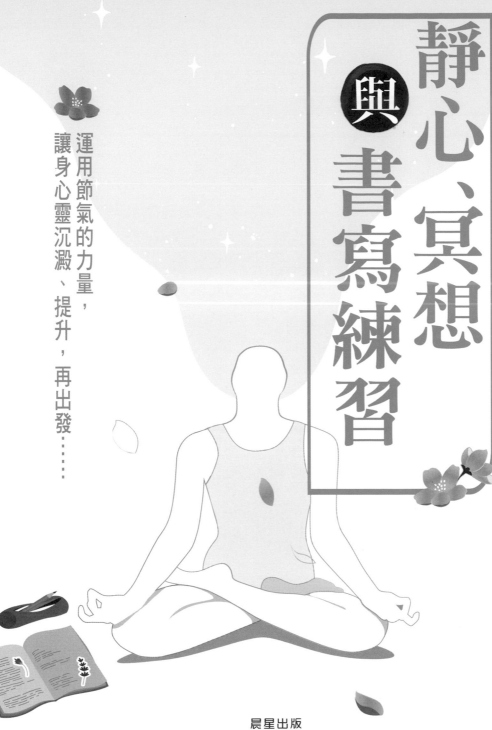

跟著24節氣，好好過生活【進階版】養心的力量

靜心、冥想與書寫練習

運用節氣的力量，
讓身心靈沉澱、提升，再出發……

諮商心理師 楊惠雯、余欣蓮 ◎ 合著

晨星出版

Contents

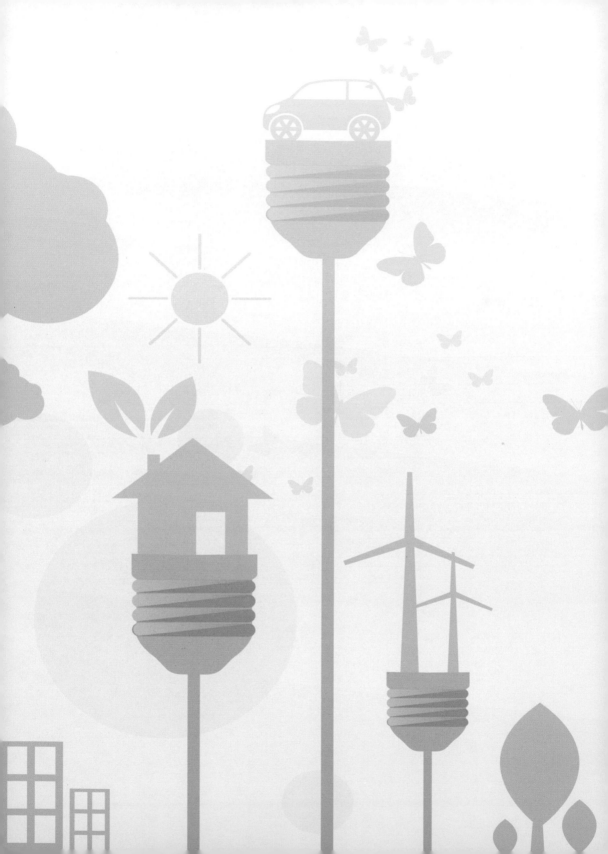

Salute：生命，來自傳統與創造

　　小時候，每當進入北風呼嘯聲起，總是期待著冬至的到來，看著阿嬤碾米來搓湯圓。在那沒太多物質玩樂時代，搓湯圓也成了我們這些孩子的樂趣時刻。那糯米在手心上，搓揉成圓球狀再染上朱砂，小小的有紅有白，大大的有肉餡，或甜或鹹各有美好味滋，讓人垂涎欲滴。想搶現做現吃的舒爽；但是總被制止，要先拜過神明後才能享受這有著自己創作的成品。對那時年小的孩子而言，這一年比一年搓得更圓更快更多的成果，是一種對自我能力的看見與肯定。然後，在吃下那碗冬至湯圓後，喜悅且心滿意足驕傲地大聲宣告：我又長一歲了。

　　在阿公阿嬤的年代依循節氣的生活節奏；但在現代社會裡，24節氣似乎只是月曆上的文字罷了，有的多是商業的消費宣傳活動，然而在商業活動下，似乎失去了過去遠久以來對建構生活的集體意識的內涵。在《跟著 24 節氣，好好過生活》裡，作者細緻又龐大地透過不同層面，有天文、地理、人文、風俗等等，介紹了每一個節氣對應自古以來的身養作息，《跟著 24 節氣，好好過生活》進

階版－養心練習手冊，則再加上現代心理學裡自我照顧的自由書寫的引導，試圖創造一個探求潛藏在古老智慧裡的路徑：一個每個人回到自我所處的生活文化脈絡下，認識、區分辨別和解構集體意識在自我生命的意涵，然後連結集體無意識裡的智慧，進而活出每個生命充分發揮的故事。意即活出真實版本的自我，即是對身而為人的自己內在的自性 Self 的禮敬。

身為榮格分析心理學說愛好者的我，對於藉由認識自己，進而統整自己終至完整自己的個體化發展的思考，最終具體實踐即是落地好好生活，一種發展出適合以自己為主體依歸的生活樣貌。這樣的獨特自我的生活，不是憑空出世的，而是來自對過往生活經歷的梳理。《跟著 24 節氣，好好過生活》這兩本書從天象出發，結合地理物產，揉合古人情懷吟詠，整理出一套養身觀心的生活依歸。是身與心的整合，先紮根於身體的照顧，以一種有別於運動強身的陽性能量的方式，再添加上養心的陰性質地的情意抒發，打造身心平衡的路徑。

經歷過去三年疫情的沖刷，「好好過生活」簡單幾個字在後疫情時代，顯得彌足難得而珍貴的心願，《跟著 24 節氣，好好過生活》兩本書的問世，正好可以為我們在展望未來藍圖時，添加一股著根的堅毅底氣。

劉冠玟　旭立心理諮商中心心理師

靜心 ‧ 植心 ‧ 養心

　　一年有四季 24 個節氣，每個季節有適合生長的植物，節氣也對應著我們一切生命活動中的五臟功能的集中表現，這一切又以我們的「心」為主宰。

　　每當要看清楚自己，舒緩我們自己緊張的情緒，使心情舒暢呼吸和緩。就是停止下來觀察，「止觀」，與植物在一起，教會我的心靜，也是靜心，更是植心。

　　一片葉子的葉脈像極了我們神經脈絡。當在修剪每一片葉子到每一朵花開，發現它們都各自讓出空間，各自綻放伸展。跟植物在一起的時候，我們一起享用陽光、空氣、水，無條件的愛，無二無別，也植入我的心中。

　　我特別喜歡本書把我們帶向自我陪伴並與節氣脈動連結的用心設計，很呼應我對植物的感受。有種陪伴，是非常安靜的存在，在跟植物和自己的空間在一起時，在這裡，並不孤單，反而可以聽見自己心靜下來的聲音。隨著呼吸一吐一吸的節奏，呼吸空氣，與大自然進行物質交換慢下來了，好好陪伴生養自己的心，養心。

在寫這篇推薦序時，剛好是茉莉花盛開時的季節。從澆水，然後看到嫩葉和開始有了聚集的小茉莉花苞。每次的開花，就可以聞到它新鮮又清新自然的味道，整個心一起跟著它跳動，隨著不同的季節，它們跟著大地的律動，一起跟我們在地球上共生共存。

　　有一台植物播放器，同時也讓我聽見花開的聲音。它會轉換植物的頻率，讓我們的耳朵可以聽到它的聲音。彷彿所有的植物都默默的在一旁陪著我，也默默的有了更穩定的力量，我也總是忍不住的會心一笑～不知道這樣是不是就是捻花微笑

　　許多朋友也都知道，我非常喜歡水晶礦石的設計創作，我的靈感常常也是來自這些花花草草的流線感，我可以很專注在當下，有時候也像植物突然唱出歌一樣，我會閃過一個句子～它就是這樣默默的支持著我。

　　能靜下心來，安住自己，真的是神給我們的禮物與領悟。

　　跟著本書練習，可以走路靜心，喝水靜心，上廁所也能靜心，看起來是多麼日常的小事，卻是大大的作用。

　　不管做任何靜心，您的全心投入才是真正的關鍵。

Shumala May 黃靖媚 709 尼泊爾咖啡館主持人

與自然同在，感受節氣四時的療癒旅程

認識 Ranra 好幾年，每次想起以及見到她的時候，都會感受到她溫暖的笑容和能量場，可以快速的掃除我心中的陰霾。

和她相處的時候，感覺這個人簡直是人間活寶藏，各種美食以及小知識，充分發揮了金牛座懂生活的特質。

在她身邊就覺得很放鬆、很可靠，什麼都不用擔心。也曾聽聞 Ranra 精通傳統風水，對於這個女生能夠把古典與現代融合在一起的智慧深感佩服。

但真的沒想到，她竟然會出一本關於節氣的書。好奇的我打開文本發現。原來 Ranra 將節氣以及靜心結合在一起，不同的時節做不同的呼吸法以及冥想，還搭配了書寫。

這真的是一個很棒的想法。現代人看似擁有很多的社群媒體，無時無刻都在看向外面，了解世界動態。卻很少去靜下來了解自己裡面發生了什麼事。同時，如果有人感覺到自己心理有不愉快或議題，也不清楚可以如何自處。

透過靜心，紓解開內在的糾結，再透過書寫把這些看見輸出，

那就是一趟自我療癒的旅程。並且藉由和節氣結合，培養與自然同在，感受自然的習慣，相信我們從中獲得的，絕不是只有身心舒暢而已。

我們能夠真正的成為天地之間的一分子。真正感受四時與自然的變化，領悟到萬物都可以輪轉與再生，我們亦然。

我是歐拉　張韋婷　身心靈作家

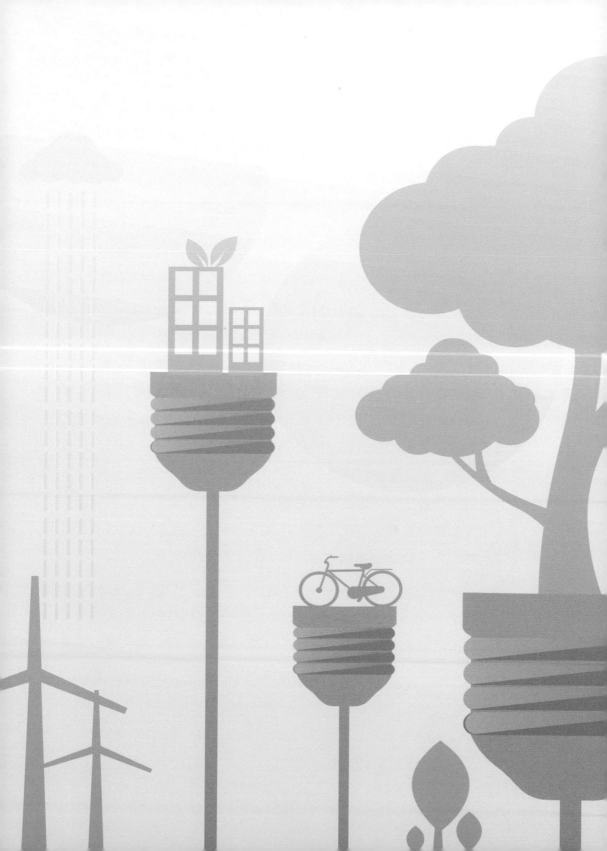

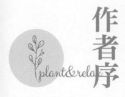

跟著 24 節氣　好好靜心

　　當今外在環境豐富多變，人們常聚焦在 3C、最新玩意跟上沒、流行搶什麼，卻鮮少有人抬頭看看天空，抬頭也只看見街頭燈火輝煌，鮮少好好感謝所擁有的。新冠疫情期間人們的驚恐甚至傳染的比疾病更快，害怕身體無法受控的中獎，卻不太能發覺自己心中滿溢的焦慮，致使免疫力降低。

　　科學家曾提出克洛維斯彗星假説，一萬兩千九百年前的新仙女木期，當時的氣候變化是由於一顆或多顆彗星的撞擊，或是其在空中的爆炸而引發了氣候的變冷。當時氣候變化都與現今狀態有所重疊，宇宙不斷用舊知識循環地教導我們，而我們只把它們當過去。

　　在多年學習身體、心理、催眠、NLP 以及靈性療育課程帶領下，我發現節氣有好多智慧在其中，也提醒了我們知曉身體是需要被聽懂的，正如小小孩的需求能被聽見的都很好，每日累積壓抑的任何情緒感受，就像是堆在倉庫角落的雜物，一個事件發生就會逼

得你不得不大清理。冥想靜心對身體 (神經系統、血液、內分泌等) 或情緒的好處，也有科學家驗證。跟著節氣生活，每一個節氣不妨來點練習，身心靈斷捨離，如同每半個月就清理房子，不用每次總等到過年才來一次大掃除。健保制度的便利讓我們生病時習慣只把自己交給醫生，卻無力陪伴或深愛自己。難以相信身體本來就有天然免疫力，或沒有意識到緊繃生活的心理因素，只是一再向外推，把問題交給推拿師。

　　誠摯邀請閱讀本書的讀者，在每個節氣時，使用本書的靜心和書寫。溫柔觀照自己的身體、聽聽它想說的、看看自己的心情，讓我們總是回到自己的中心，不隨波逐流而恐慌。正如同每天都需要沐浴身體才舒適，人卻總等到歲月時間流過，生病才來覺察、反省。或總是抱怨身體的不給力，回歸自然韻律，其實人有自覺能內控的可能性因素很多，我們能透過規律訓練、靜心，成為可與內在靠近的自己。

　　透過日常生活中的靜心，從走路、沐浴、吃飯、喝水到呼吸，我們能更多的陪伴自己。讓你的韻律跟隨老祖宗的節氣智慧，舞出節氣靜心圓舞曲，重新為自己找回新的韻律，擺脫周而復始的習氣，每個練習可依循節氣而做，同時也能單獨練習，好好享受吧！

楊惠雯 (Ranra)

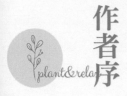

plant&relax

跟著 24 節氣 走一趟自我書寫旅程

　　24 節氣的自然智慧若能更多地回到人們的日常、被覺知與運用，會是現代人生活中重要的平衡，也會帶來身心的和諧。基於這份對於自我照顧的愛、傾聽萬物生息與大地聯結的心意，我確認自己在此書創作的定位與任務。只要是跟書寫有關的邀請，我就如同被招魂般地，著迷且深入其中。

　　我也因此從中獲得難忘的體會，珍貴的收穫在於我原本也是遠離節氣、不那麼敏覺於自然變化的傢伙，也是疑惑著節氣與人們生活與身心的關係，那是我最初無法釋然接受參與寫書的原因，在我

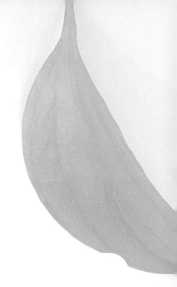

身上如實展現出這份跟大地與氣候知識的斷裂，即使 Ranra 早在先前是神采飛揚地說談著與節氣有關的一切。

　　這趟寫書旅程，我洗刷了對季節與氣候的無知與麻木，並正視身心和環境之間的關聯與影響，尋回了對生活的意識與覺知，才從心底通透了自己過往身心調適為何如此費力。

　　當覺察與觀照有了節氣做為方向，也突然領會想法與心情也經常是回應節氣變化而起伏與轉化，這生活動靜與心靈的痕跡變得清晰，於是感受著每個季節的分明、也品味著自然延續與轉換的神奇與奧秘。

余欣蓮（Anadala）

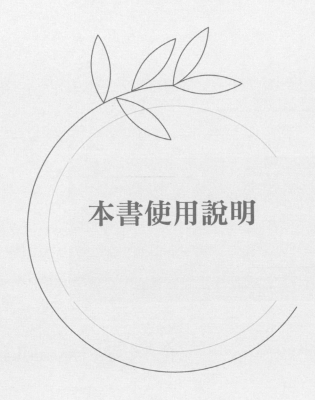

本書使用說明

本書為 24 節氣設計了一套養心指南，按照四個季節的順序，每個季節有五個靜心、一個書寫。

　　與節氣智慧同在是一種對生命的渴望與感動，我們邀請您順著節氣靜心，找到內在的流動！

　　跟著節氣的步調，每天進行靜心，就會發現順流是一種自然狀態，是一種認識自己的感動！

　　書寫是回歸內在、沉澱心緒與經驗、面對自我的真實的好方法。本書設計的春分、夏至、秋分和冬至四篇節氣書寫，作為一年之中的四個節氣樞紐，您可以在這個關鍵時刻，跟著這本書的書寫指引，以自由書寫的方式練習，回過頭檢視自己的狀態是否仍符合你的生命之流。

　　透過靜心與書寫，找回安心自在，帶你回歸宇宙萬物脈動，當認識了自己的身體與心靈情緒，安在當下跟著節氣能量走，與自我對話、與自己和好。

PART 1-4

節氣靜心篇

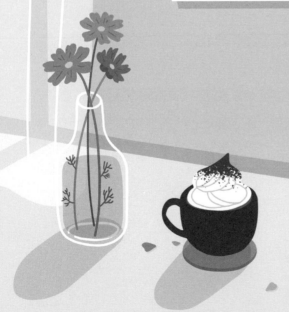

靜心前準備與提醒

　　靜心，觀照內在情緒不須用力，重點在放鬆，敲敲自己的心，問你自己，我的心現在想要什麼？嚮往什麼？把焦慮放下，不用達到什麼才叫做靜心。讓自己安心，帶著豐盛意識的安心，讓自己放鬆客觀觀察和分辨。屬於我的情緒讓自己安放；不屬於我的情緒就讓它溜走。哪些事是我真的需要去回應；哪些事是我真的得去照顧，才能安靜自在呼吸。每一個生命的美好都應該被看見，愛自己，才能愛他人。不要過度承接其他人的需要，或過度煩惱認為你需要獨立完成所有事，這樣才能夠讓自己輕鬆邁入下一個流動。

春

靜心

PART 1

立春、雨水
驚蟄
清明、穀雨

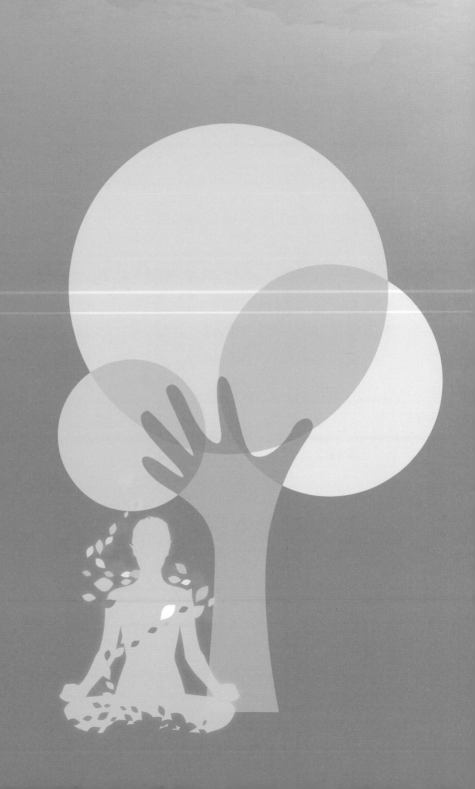

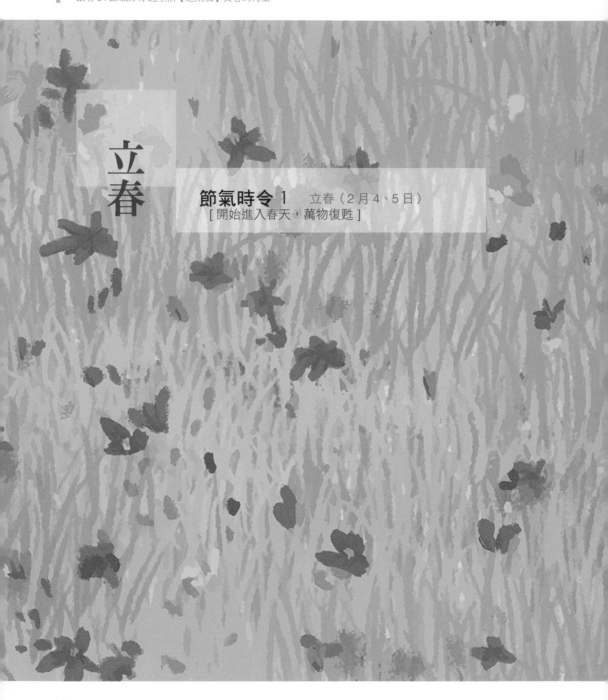

立春

節氣時令 1　　立春（2月4、5日）
[開始進入春天，萬物復甦]

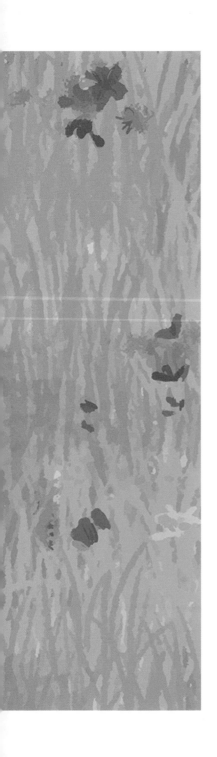

| 靜心前導引 |

春天的溫度就像小朋友的情緒，一下冷、一下熱，這是對春天氣候的形容。而我們的情緒也像天氣一樣多變，以內在的怒與情緒的變化為主，立春走木元素，與肝有關，易因春天陽氣升發而有「春發」的情緒與「抑鬱」的常態。

小提醒

在這個時節，若產生憤怒感，靜心時可以問問自己，是否缺少對自己的同理？

立
春
唱
誦
靜
心

　　OM(嗡) 是梵咒，是宇宙初始的聲音，唱頌 OM 時會與自然界所有萬物振動頻率一致的 432Hz，如蟲鳴鳥叫開始唱誦春天般，透過唱頌開啟我們被春木所滋養的嘴，也象徵敞開我們的心迎接春天到來，讓 OM 的音頻穩定我們的內在情緒、神經系統、血液循環及平穩春鬱，協助我們接納所有萬物的生發之始。

　　準備一個安靜不被打擾的場域，喜歡的話能有自己的春頌儀式，點兩盞蠟燭，燃起自己舒服喜愛的天然線香，調息幾回呼吸，回到自己的穩定中心，開口唱出綿長的「嗡～」的聲音，感受從太陽穴、胸、喉嚨的綿長震動後，雙唇輕碰，深吸氣後再次張口發出

「嗡～」的聲音，持續著 9 的倍數的吟唱，可以是 9 次、18 次……
後，靜默 5 ～ 15 分鐘，就只是觀照自己的身體，不批判、不調整
的陪著自己的身心，與心中迴盪的嗡共鳴，好好謝謝自己，在當下
跟自己好好的在一起。這是個想到都能再重複練習的美好唱頌。

靜心後~
自我記錄

　　靜心後，可以記錄你的發現，可能某個感受不一樣了，可是那個感受帶給了你能量、滋養，你可不可以用不同的角色或感受，長出新芽來呢？我們提供普遍經歷，您觀察您的經驗，沒有對錯好壞，只有屬於你生命的經驗個別化，而你的經驗才是陪伴您的寶藏。

我覺得自己 ......

1, 可能是放鬆、有精神

2,

3,

我發現自己 ......

1,

2,

3,

NOTE

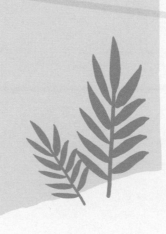

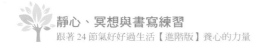

雨水

節氣時令 2　雨水（2月19、20日）
[雨水連綿是豐年]

｜ 靜心前導引 ｜

從冬天的少雨，走到雨水節氣，雨水量增多，氣溫回暖，天氣轉而開始下雨。剛好春天對應肝，可能會引起一些情緒煩躁。過去我們很多時候覺得：「這場雨讓我的整個計畫泡湯了！」覺得是雨水影響了我們的心情，其實是雨水在滋潤著我們。

小提醒
在這個時節，若對雨水產生煩躁感，靜心時可以問問自己，在心理上是否有些焦慮？

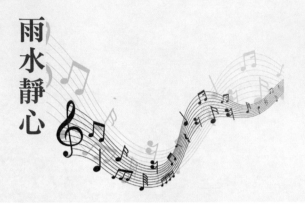

雨水靜心

　　這時節不一定天天有雨，但透過耳朵挑選，我們可以在網路上選擇喜歡的雨水音樂片段，讓這個雨水聲洗滌我們的心靈。伴隨靜心冥想，我們會跟我們的松果體以及整個大腦連結。當你播放著雨水的聲音，你讓這個雨水頻率可以整個浸透到你的耳朵，透過耳道進到你的松果體。

　　松果體在我們大腦的中央，它也可以說是大腦的核心，它控制著我們人體的生物節奏或被稱為生命時鐘。讓雨水頻率進到我們的松果體去洗滌掉過去那些我們覺得自己做的還不夠好、不足的地方。也讓它去洗滌掉那些我們對自己的評價、擔心跟批判；讓雨

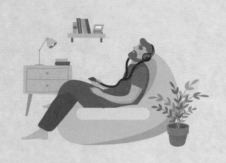

水的音樂更加深入進到你的整個大腦、小腦、延腦以及整個大腦皮質、整個大腦表層、每一個細縫，甚至讓它進入到你的脊椎、脊髓，如有很多思慮的人也能夠透過這個雨水洗掉擔心的面向，讓它滲透到我們每一個腦袋裏面的細胞。

　　接著，陽光也從耳縫進來，像是春雨洗過後的日出一樣，它照亮我們的整個腦袋的每一個細胞，就好像每個細胞融化在太陽之中。大腦的每個不同面相管理著不同視覺、聽覺、嗅覺區域，我們的腦袋會有不同的反應系統，讓太陽光走到你腦部的每個地方，從松果體開始，它也照亮你新的眼光，碰觸你的嗅覺區、味覺區、聽覺區、照亮你的松果體，如果有新的不同的感官，新的眼耳鼻舌身意，它會支持你新的點子，從你腦中的松果體，引發靈感。

　　讓這個太陽光照進蝶骨，它在我們眼睛後方的骨頭區。從蝶骨這裏，再次讓太陽照回你的松果體，太陽會支持著雨水滋潤後的新

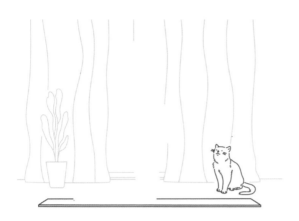

生種子發芽，這是一種新生的能量。在春分之前，有任何憂慮或擔心，你都可以用這份太陽的能量、雨水的冥想來支持著你自己，讓這些擔憂被雨水洗淨，同時被太陽照亮。查看這些新的想法、感覺、點子，透過這雨水的聲音以及太陽的照射，讓你的腦袋更加的清爽明亮。

接著你就可以透過幾次的深呼吸，將自己帶回意識的表層，吸氣的時候你會吸進純淨的光，吐氣的時候若覺得身體有些疲憊，也可以給予自己一點支持，將手放在疲憊的地方，支持它一下。再一次地慢慢回到我們的松果體，如果有新的靈感，記得幫自己寫下、記下，有時可能會有驚喜，事情可能不是我們想像侷限的那樣子，好像會蹦出新的火花。請注意它，並記下它。

雨水時節，太陽星座走到雙魚，連結宇宙本源的愛，我們的小腦袋是我們的小宇宙，要學會對自己慈悲的愛，才能將這份合一帶入流動的創造中。

靜心後～
自我記錄

靜心後，可以記錄你的發現，你可能某個感受不一樣了，可是那個感受帶給了你能量、滋養，你可不可以用不同的角色或感受，長出新芽來呢？我們提供普遍經歷，您觀察您的經驗，沒有對錯好壞，只有屬於你生命的經驗個別化，而你的經驗才是陪伴您的寶藏。

我發現自己......

1. 耳輕目明

2.

3.

我的新靈感......

1.

2.

3.

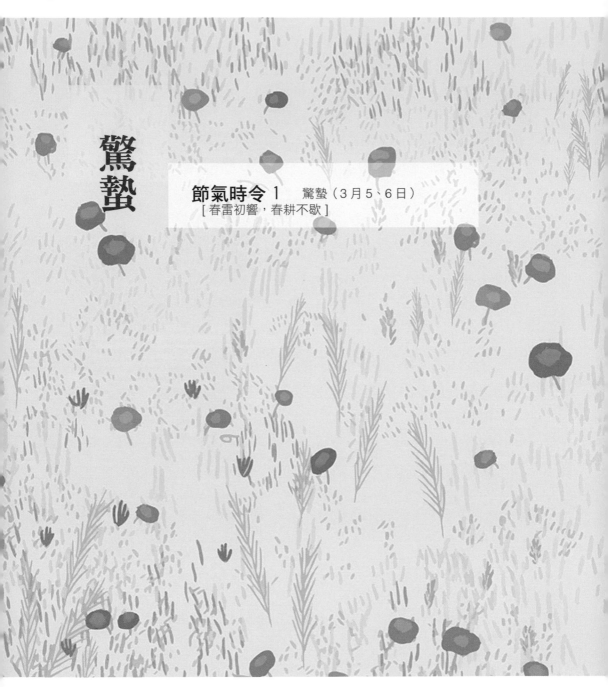

驚蟄

節氣時令 1 　驚蟄（3月5、6日）
［春雷初響，春耕不歇］

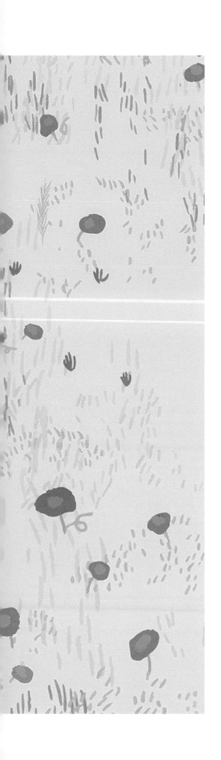

｜ 靜心前導引 ｜

驚蟄節氣，也意味病菌或花粉的到來，
逢驚蟄走大腸經，大腸經攸關皮膚，也
是我們和別人接觸的媒介，我們跟外在
的接觸， 也反映了我們對自己的看法。
這個節氣的重點是，我是不是有勇氣，
敢成為我自己。

小提醒

在這個時節，若產生皮膚
過敏症狀， 靜心時可以問
問自己，在心理上是否不
太相信這個世界？

驚蟄冥想

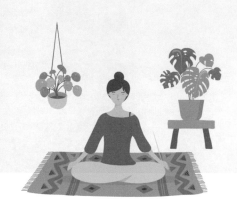

找一個舒適的空間,坐著或躺在床上,輕輕閉上眼睛。

想像自己置身於大地之中,

整個人被厚實而柔軟的泥土所包覆,

原來你安躺在大地母親的懷抱裡,

被大地母親的愛看顧著。

＊

請輕柔地吸氣,聞到泥沙、石塊的氣味,

再深深地吐氣,吐出氣息、呼出溫度,

透過呼吸的韻律，傳遞出一種安穩、平靜的節奏，

你逐漸地感覺自己的全身、感受自己心臟的跳動。

你的心跳在春雷打響之後，變得更澎湃、有力。

更清晰地感受全身的血液流動，

陣陣地溫暖從體內湧出、緩緩地流向你的手和腳，

覺知慢慢地回到你的意識。

＊

此刻，你的肌膚接收到一些涼意，

春雨持續落下、浸濕了土壤，滲透到地底。

你安靜地被細雨淨化、滋潤，

直到你整個人充滿清新、明亮的感覺。

近乎天晴，太陽光籠罩萬物，照見生息。

大地恢復生機，你也回復力氣。

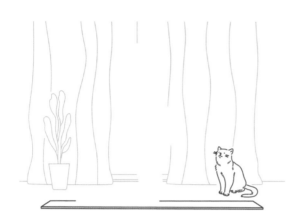

輕輕抖動搖晃身體、溫柔地撥開覆蓋的塵土，

一股力量引領自己爬離土縫、往光前去。

＊

剝落全部的泥沙，回到地面，

迎面的和風，帶來春天喚醒生命的邀請。

陽光撫觸萬物、春風吹醒大地上的生靈，

鳥兒回應、聲聲鳴叫、伸展雙翅，呼應著甦醒。

收到問候與愛的能量，以土地為生的蟲兒們也開始活絡，

新氣象帶出更多芽的滋長，

用滿眼嫩葉的清綠，等待揭曉百花的繽紛綻放。

＊

你讓自己沉浸在春光之下、甦醒於大地之上、軟風之中，

在草木萌生之間，感受著自己、聆聽存在與生命延續的聲音。

冥想結束，您可以睜開眼睛了。

靜心後~
自我記錄

　　靜心後，可以記錄你的發現，你可能某個感受不一樣了，可是那個感受帶給了你能量、滋養，你可不可以用不同的角色或感受，長出新芽來呢？我們提供普遍經歷，您觀察您的經驗，沒有對錯好壞，只有屬於你生命的經驗個別化，而你的經驗才是陪伴您的寶藏。

我發現自己 ......

1, 可以有新的機會

2,

3,

我聽到大地的聲音 ......

1,

2,

3,

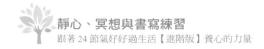

清明

節氣時令 5　清明（4 月 4 或 5 日）
[天氣晴朗溫暖，草木始發新枝芽]

| 靜心前導引 |

清明節氣，人容易肝氣旺盛，有些人可能會有頭暈、目眩、眼睛酸或口乾舌燥，而胃經也跟我們的鼻子嗅覺有關。鼻子是一個無法有選擇的器官，我們沒辦法選擇不呼吸，不管空氣品質如何都要吸進鼻腔時，我們就很容易因外在的人事物而波動。

小提醒

胃代表我們內在平靜的源頭，當內在的平靜受到他人的評價而有所牽動時，可以花點時間觀照胃。

清明冥想

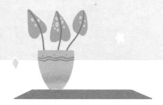

　　找一個舒服的戶外空間，或在室內放點鳥語花香的春天音樂，讓自己沉浸在鳥語花香的氣氛中。透過幾次的深呼吸，將注意力放在你的眼睛，你可以輕輕動動你的眼球，即便是閉著雙眼，仍能讓眼球往上、往下、往左、往右，讓眼睛往四面八方輕輕動一動。

　　慢慢將注意力回到你內在眼睛的中心點，觀照你的鼻子，像是從你的內在眼睛看著你的鼻尖。透過鼻尖，聚焦在自己內在的感覺上，這裡沒有別人，只有你自己。透過鼻尖想像有個眼睛從鼻頭關注到你的心，此時此刻你心中的感覺是什麼？這個感覺是你真實的感覺嗎？透過你的心擁抱它，無論現在你真實的感受是什麼，你的擁抱支持著它。這裡只有你，你可以大方的承認你的感受。

　　將心中對自己的這份愛擴展開來。就像清明時節的花草，受到

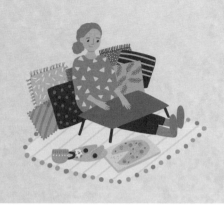

大地清新氧氣的滋養，透過你心中對自己的這份愛，讓這份愛可流動到你的身體細胞，你可以在心中對自己說，我愛我自己，我愛我的真實感覺，無論是什麼感覺都來吧，我會支持著你，給予自己這份承諾與愛，深深用雙手真實的環抱自己，讓自己在自身的愛當中對自己擁抱，輕輕的搖晃你的身體，讓你在自己的懷抱中安歇，靜默地被承接。

　　不斷對自己說：「你是這世界上最重要的寶貝，我愛你」、「你是這世上最重要的寶貝，我愛你。無論有什麼感覺，我都接納你」。直到你享受夠了，給自己足夠的時間，才慢慢放開你的手。

　　睡前做這個冥想，也能放鬆一整天為別人所扛起的情緒，無條件的接納你自己——所有面向的情緒都值得被接納，並謝謝你自己。慢慢將手鬆開來，放鬆，呈現瑜珈後大休息的狀況，感受呼吸之間的吐納與清新的空氣，直到你準備好，再慢慢將自己帶回意識的表層，你可以好好休息或張開眼睛，謝謝自己。

靜心後～
自我記錄

靜心後，可以記錄你的發現，你可能某個感受不一樣了，可是那個感受帶給了你能量、滋養，你可不可以用不同的角色或感受，長出新芽來呢？我們提供普遍經歷，您觀察您的經驗，沒有對錯好壞，只有屬於你生命的經驗個別化，而你的經驗才是陪伴您的寶藏。

我覺得自己很享受 ......

1. 自我承接

2.

3.

我發現自己很想對自己說 ......

1.

2.

3.

NOTE

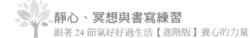
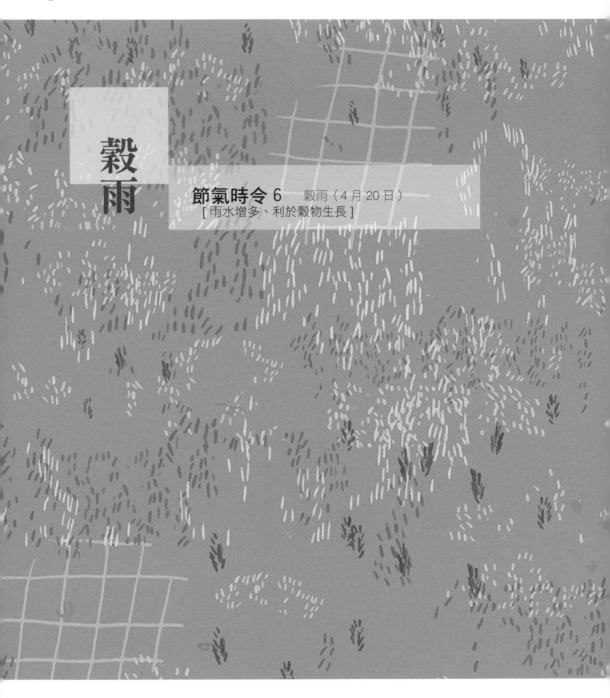

穀雨

節氣時令 6 穀雨（4 月 20 日）
[雨水增多、利於穀物生長]

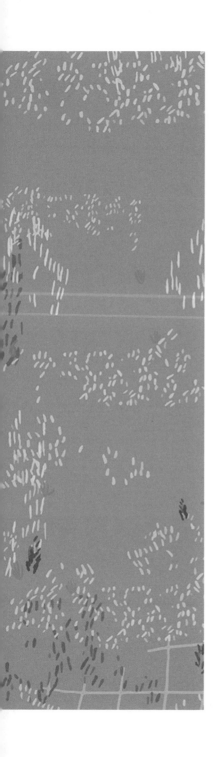

｜ 靜心前導引 ｜

這個節氣百花齊放，相對花粉也大奔放，眼睛鼻子易痠澀、過敏，或有不舒服、胸悶或情緒化的症狀，可能是「桃花癲」，結合精神醫學來看，即因季節交替，腦部容易因天氣變化大而失調，出現躁鬱症中的「躁症」。

小提醒

若覺得自己的心情有些桃花癲現象，情緒變化多，其背後是一種渴望再次萌芽的期待。

穀
雨
紮
根
靜
心

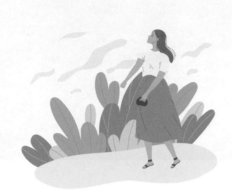

　　穀雨時節，太陽星進入金牛座，是扎根後的茁壯，所有感官被肥沃的大地富饒能量滋養，因此根植於天地的穩定很重要。以下是連結於天，根植於地的冥想。

　　找一個舒適的位置坐著，閉上眼想像你從台灣東邊的太平洋往山的方向走去，一路走到中央山脈。你站在中央山脈，感受著來自頭頂太陽的照耀以及你腳踩著土地泥土的芳香。你感覺你的腳底長出了根，它一路向下延伸，根四處串流，越來越深，你感受到地心有著大地媽媽的滋養，它穩定堅實的承接著我們，並滋養著我們的根。頭頂的太陽有著父親般的溫暖，它無償的照耀與溫暖著我們，帶給我們光亮。望向東方，有廣闊太平洋的風吹拂著，日出東昇的

力量，讓神聖的老鷹自由翱翔於每次日出間，鼓勵著我們保持心的自由與每天重生的希望；你望向南方有著人親土親南高屏的熱情與穩定的承載，想像自己帶著如同台灣南部人的心，對我們的每個面向充滿熱情，帶領我們褪去每個過去，每個過去的故事於是輕巧而且神奇的蛻變著，愛著每個改變的時刻；你望向西方，這裡的情感豐沛就像孩子的天真無邪一樣，越純真越平和堅定；你望向資源豐沛的北方，所有來自你血統親族的支持，祂們讓我們享用繼承而來的時間智慧與知識。

你讓四方天地所有資源整合在你之內，你實踐著奔放熱情，並因這些灌溉而更佳滋養，在諾大宇宙之間，你邀請並感謝這些資源，你不是孤單一人，這些有形無形的支持一直都在，在幾次平實的呼吸間，你享受著資源的豐沛感，每次感謝都讓你回頭感謝你自己美好的存在。在宇宙之間，你不用偉大，只要是剛剛好的完美存在，懂得感恩以及感謝，與世界共同探詢偉大的寶藏──屬於你的生命之歌。深呼吸，讓自己慢慢回來，冥想到此結束。

靜心後～
自我記錄

靜心後，可以記錄你的發現，你可能某個感受不一樣了，可是那個感受帶給了你能量、滋養，你可不可以用不同的角色或感受，長出新芽來呢？我們提供普遍經歷，您觀察您的經驗，沒有對錯好壞，只有屬於你生命的經驗個別化，而你的經驗才是陪伴您的寶藏。

我感受到 ......

1. 大地個面向的富饒支持

2.

3.

我發現自己被滋養了 ......

1.

2.

3.

NOTE

夏靜心

PART 2

立夏、小滿
芒種
小暑、大暑

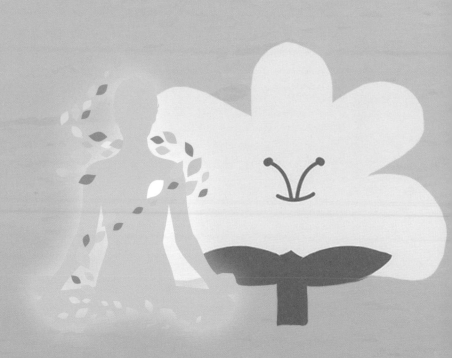

立夏

節氣時令 7 立夏（5月5、6或7日）
[夏天開始，雨水增多]

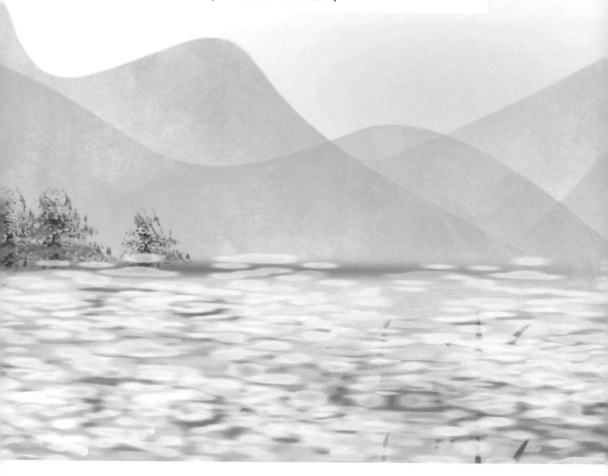

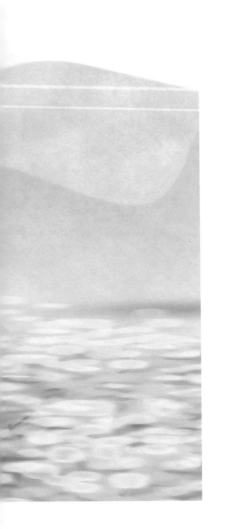

｜ 靜心前導引 ｜

夏養心，心通於夏氣。立夏，天地之氣
交合之時，萬物興盛茁壯，是陽氣能量
非常旺盛的時節。夏天又濕又熱，容易
讓人呼吸短淺，心煩氣躁，血液循環代
謝快，除了補好水之外，睡好午覺也能
改善冠脈供血，增強體力，消除疲勞。
呼吸養心練習也能幫助心好好呼吸。

小提醒

若脾氣因天熱而容易暴
躁，因心太熱而焦躁不
安，記得靜心前可以先補
充水。

立夏呼吸養心

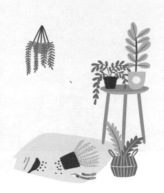

　　找一處空氣清新處，觀察自己的呼吸，不用刻意改變呼吸的頻率。將注意力放在胸、腹之間的橫膈膜，它連結下排肋軟骨，幫助氣體交換與呼吸。吸氣時，胸腔擴大，觀察橫膈膜下降，貼緊肝胃脾上沿，空氣深而綿長地進入腹部，同時填滿背部及兩側，不刻意用力，像一個氣球穩定且全面地充氣。橫膈膜同時負擔呼吸和穩定核心，即便只是坐著，靜靜地觀想。吸氣時，腹腔因橫膈膜與骨盆肌肉互相靠近，足夠的腹內壓就能提供脊椎與核心支持的穩定力量，也可以將雙手插在肋骨下緣，吸氣時感覺大拇指有種被撐開感覺。吐氣時，橫膈膜上舉，大拇指貼近回身體，慢慢適應這樣的呼

吸，透過呼吸擴散作用，把養分帶進肋骨、胸椎，滋潤筋膜。讓脊柱有穩定的養分，穩定的核心肌群提供椎體的支撐力量，脊椎活動度的彈性延展，協調神經肌肉的作用，椎體不過度壓迫在錯位上。

呼吸不僅僅為大腦和身體提供氧氣，好的呼吸方式還能改變思維模式、感受、心率、降血壓、減壓、抗焦慮，以及減少痛感，甚至可以改變大腦化學物質、讓頭腦更敏銳。

配合敲擊穴道讓心回春。天熱讓人想生氣，生悶氣又會傷心，而胸悶呼吸就會短促。你可以在兩邊乳頭與身體中線交會處找到膻中穴，用掌根輕輕按壓紓通不通的氣。一開始微痛很正常，配合上述養心呼吸，疏通淤結悶脹的感覺；再以空心拳輕擊，按摩敲擊這裡會刺激胸腺，可能提升免疫力。如果可以再進階，透過大拇指、食指、中指輕敲膻中穴上方一拳頭寬的胸骨處，照著鏡子邊敲邊對自己說「我愛你」，讓你的愛滋養自己，有愛、有新鮮空氣，自然心寬好氣色，沒有心結。

靜心後～
自我記錄

靜心後，可以記錄你的發現，你可能某個感受不一樣了，可是那個感受帶給了你能量、滋養，你可不可以用不同的角色或感受，長出新芽來呢？我們提供普遍經歷，您觀察您的經驗，沒有對錯好壞，只有屬於你生命的經驗個別化，而你的經驗才是陪伴您的寶藏。

我覺得自己很享受……

1. 心寬舒心

2.

3.

我發現自己很想對自己說……

1.

2.

3.

NOTE

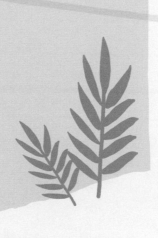

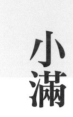

小滿

節氣時令 8 　小滿（5 月 21 或 22 日）
[作物結果、籽粒飽滿，但尚未成熟]

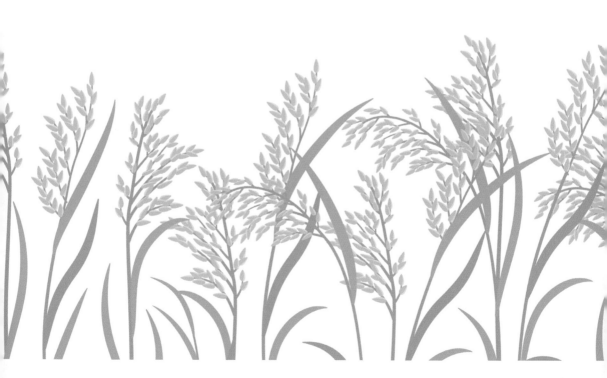

｜ 靜心前導引 ｜

夏天的能量走心，跟我們心中的熱情、
我們的決定、嚮往的方向，以及我們心
的穩定性有關。正如太陽雙子，每個決
定都是開啟不同星際門戶的機會。在小
滿的時候，對自我宣告你的決定，是一
件很重要的事。你會知道你學習的速
度，知道自己剛好的足夠。

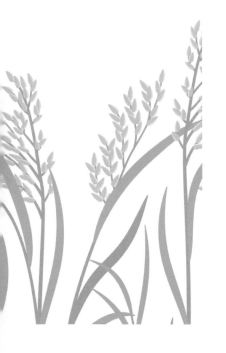

小提醒

不管是從別人那裡來的學
習，或從自己生命當中所
有的一切與學習，都先對
自我宣告你的決定。

小滿豐盛靜心

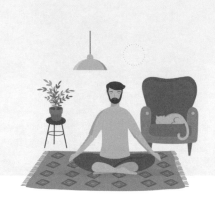

　　首先給自己一個舒服的坐姿，想像頭頂有一條線，將你的脊椎往上拉，再輕輕自然的放下。你的脊椎一節一節的自然排序堆疊著，支撐著你整個脊椎及身體，在不改變呼吸頻率之下，慢慢地將你的肩膀自然下垂放鬆。再透過幾個自然呼吸，並在呼吸之間去感覺你的肩膀有沒有一邊高、一邊矮，有沒有一邊聳肩往前、一邊比較垮？感覺在肩膀上是否有著別人給你的價值觀，你對自己的評價、別人的贊成與否定、人言人語的價值等。

　　在小滿時節，不是用來比較誰的稻穗比較多，而是要能欣賞自己剛剛好的美好。可以輕輕的聳肩，放下，再輕輕的聳肩，再放

下，讓這個頻率像抖動肩膀般，抖落那些不屬於我們自己的價值，以及非真實的評價。所有外在的評價都只是我們自己的不足、害怕、擔心產生的投射。讓它在重複聳肩及放下的過程中，輕輕的抖落並同時維持著自然的呼吸，當你覺得兩肩比較齊平時，再一次的深吸一口氣，讓頭頂的那條線有被拉長的感覺，然後脊椎慢慢堆疊，放下你的脊椎，回到自然排序脊椎的部分，再去觀察你的肩膀有沒有更加的輕鬆。

接著將你的雙手打直，手心朝上伸到身體的前方，從鏡中或在心中觀想欣賞自身的美好，這樣美好的你自然有願意支持你的豐盛到來，去感受豐盛落在你雙手的手心之間，用你的整隻手臂手掌感受這份豐盛與支持的重量。豐盛不只代表金錢，也象徵人脈資源的支持與愛，觀察你自己對接受這份豐盛會不會有點遲疑？覺得自己不值得，懷疑自己真的可以得到這麼多嗎？當你有這樣的想法時，

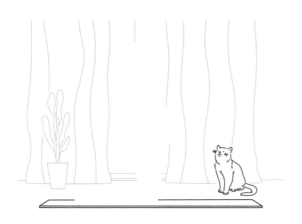

可以透過呼氣與吸氣，讓純淨的氧氣進到這個懷疑的地方，再用這股純淨的氧氣滋養那些地方，可能是你的頭部、髖骨，或其他身體的部位。跟隨直覺，觀察那些跑出來的不值得、不敢、不可以、羞愧感或罪惡感等等，透過比吸氣更長一秒鐘的吐氣方式，讓這些罪惡、不值得的感覺透過吐氣離開你的身體。給自己足夠的時間做這樣的吸吐，直到你覺得手上沉甸甸的，收到的豐盛跟你是合一的，你知道能安心接納與值得這份豐盛，感受著屬於你的豐盛，並謝謝這份屬於你的豐盛，然後你擁抱它。

　　再透過幾次呼吸，讓呼吸更加的自然，再一次呼吸，長吸長吐之後，最後用一句肯定句收尾：「是的，我決定為我自己而做；是的，我決定為我自己而做；是的，我決定為我自己而做。」你將這份豐盛放進你的心，並且透過幾次的呼吸感受自己願意被支持，就可以再慢慢的回到呼吸，回到意識的表層。

靜心後～
自我記錄

　　靜心後，可以記錄你的發現，你可能某個感受不一樣了，可是那個感受帶給了你能量、滋養，你可不可以用不同的角色或感受，長出新芽來呢？我們提供普遍經歷，您觀察您的經驗，沒有對錯好壞，只有屬於你生命的經驗個別化，而你的經驗才是陪伴您的寶藏。

我聽到自己的呼吸 ......

1. 有穩穩的包容力

2.

3.

我發現自己對豐盛的想法 ......

1.

2.

3.

芒種

節氣時令 9　芒種（6月5或6日）
[芒作物成熟，開始秋播]

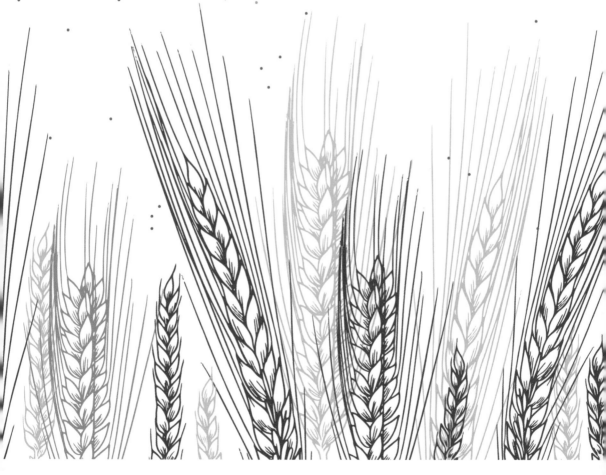

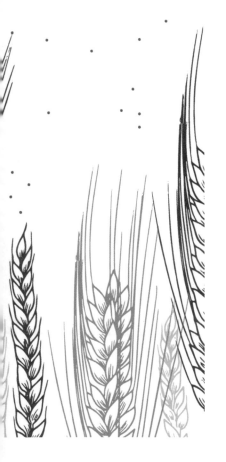

| 靜心前導引 |

這從梅雨季，告別心中悶濕感的芒種，
夏日炎炎易煩躁，人體內熱及濕氣不易
排除，如果頭腦脹脹，亦可以輕輕地按
摩自己的頭皮，讓暑氣透過頭皮舒緩，
讓血液送到大腦，就不會因為熱氣而讓
腦袋混沌。

小提醒
當無法好好靜心時，記得
宇宙對我們充滿了無條件
的愛，我們的心很容易就
可以感受到被支持。

芒種冰晶靜心

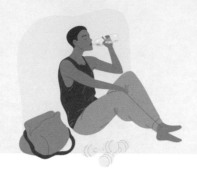

　　請準備一杯常溫水、檸檬水或花草水，找一個舒服的坐姿，透過呼吸，聚焦在此時此刻。讓當下跟你的身體全然在一起，再緩緩喝一口水，含在你的口中，去感覺水的觸感，以及水的溫度如何改變你口腔的溫度。感覺水在口腔中流動，在每次呼吸間，感覺水很完整的在你的口腔中。慢慢吞嚥，感覺水滋潤過了喉嚨，它進到食道，接著經過肺壁附近時，覺察它們之間有些什麼樣的互動狀態。

　　特別在它經過你的胸口時，經過你的呼吸中心時，水的溫度也改變了你的食道與胸口的溫度。你感覺到它進到你的胃，甚至消化比較快的人會感覺到它進入到腸子裡。

接著再喝第二口，感覺這第二口的水慢慢追上了第一口，通過你的食道跟肺、心臟有互動的感覺，往下，去到你的胃；再第三口，它好像比前一口有更加明顯的改變，口中溫度的變化越來越無法被覺察。現在你喝下去的水，不只跟你的食道、心、肺有所共振，也跟我們身體裡的水分共振，跟口中唾液、喉腔液體共振，你感覺這水會透過細胞浸入身體的每一吋，穿透體表進到器官內。再喝一口水，讓自己有更清涼的感覺，越來越緩慢的去感覺你的水，感覺喝下去的水跟身體內的水之間的共振，這水的清涼感愈來越多，彷彿你身體有一個水樂園，如同在你的體內進行著一場冰原的水之舞。

你慢慢的吞嚥，每吞嚥一口，都可以感覺你體內更多的水細胞、水元素被激活喚醒，有如獲得了水隊員、神隊友。

如果可以，讓自己慢慢的躺下來，感覺身體裡彷彿有水精靈正

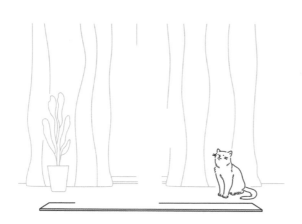

跳舞著；如果可以，再讓身體呈大字形，彷彿躺在冰原上，感受這
些水的清理與淨化。如果還有煩躁、疲憊、燒腦與費心思的感覺，
也請讓水到那些煩躁的地方跳一跳舞，鬆一鬆筋，洗滌一下。再一
次感覺進到你身體的水完整的跟你體內的水和諧一致，讓自己再躺
一下，感受這份清涼，直到你覺得夠了，再慢慢起身，喝口水完成
這份靜心。

靜心後～
自我記錄

　　靜心後，可以記錄你的發現，你可能某個感受不一樣了，可是那個感受帶給了你能量、滋養，你可不可以用不同的角色或感受，長出新芽來呢？我們提供普遍經歷，您觀察您的經驗，沒有對錯好壞，只有屬於你生命的經驗個別化，而你的經驗才是陪伴您的寶藏。

我發現喝水的過程......

1. 能緩緩地讓身體細胞被滋養、很解渴

2.

3.

我感覺到......

1.

2.

3.

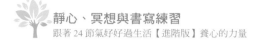

小暑

節氣時令 11　小暑（7月7或8日）
[正值初伏前後，天氣不酷熱]

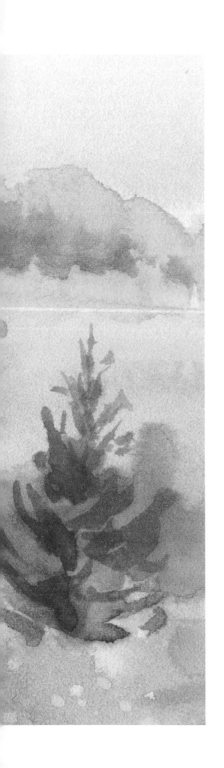

｜ 靜心前導引 ｜

小暑吹來的熱風讓人心煩氣躁，五感發散，人容易受外界比較的心理而感到疲累，養心就要寧心養神，如果我們的心神是穩定的，沒有太多的懸念和掛念，就可以放下那些憤恨不平的東西， 讓自己的喜悅開展，心就會比較穩定。

小提醒

養心有一說，當十二經絡之心經被喝下的液體所滋養，心就會穩定，此節氣補好的水，能滋潤心肺，也解熱。

小暑瓜果靜心

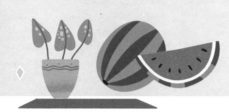

　　小暑有很多瓜類食物，準備一個你喜歡的瓜果，可能苦瓜、小玉西瓜、大西瓜或小黃瓜。若你準備西瓜，可將切掉紅色或黃色果肉的皮，後放盤子中備用，稍微削掉外面的綠皮，留下白色的皮，再將這個部位用鹽巴醃成西瓜棉，可煮薑魚湯很讚。但我們今天是將白色肉綠皮的西瓜皮部分，拿來進行瓜果靜心。

　　將綠色外皮跟白色果肉的部分，或苦瓜，或小黃瓜削縱切厚片，白色果肉直接敷在臉部以及胸口的皮膚上。你可以選擇坐著或是躺著都沒有關係，去感覺你的皮膚被瓜果的溫度降溫鎮定著，感覺它清涼的服貼在你的皮膚上；感覺你皮膚在每次的呼吸之間吸收

著瓜果的沁涼。在呼吸之間你，同時看著切下來的果肉，讓你的眼睛視覺也變得清涼，耳朵聽著外面的微風、蟲鳴、鳥叫，感受風透過聲音正與你的呼吸交流，隨著呼吸，你的胸口、臉部也呼吸著瓜果的清涼。

在每個呼吸之間，讓瓜果的清涼幫助你降溫，如果還有讓你心煩意亂的事情，隨著每一次吐氣時發出呼的長音，讓你自己更加的放空、放鬆、呼氣。接著你可以透過雙手拳心的張開，輕輕握起來，張開、握起來，讓這個開合的手掌心可以伴隨你呼吸的速度、頻率，在每一次開合之間，你的呼吸也再次更深的去吸收著瓜皮的清涼，皮膚、拳心一起收縮舒張的呼吸著，吸氣時輕輕握拳、皮膚吸收沁涼；吐氣時，手心皮膚全然放鬆，這些感官的感覺讓你的脊椎也放鬆了下來，你享受著。

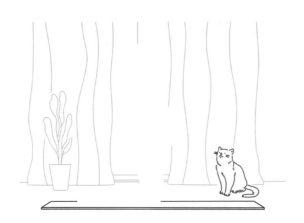

　　當你享受夠了，瓜果溫度也跟你肌膚一致了，你慢慢的起身拿下臉上瓜果，看著剛剛切下的剩餘瓜果，你可以透過咬、咀嚼、吞嚥，讓瓜果進到你的口腔、喉嚨，它的水分滋潤了你的口、食道、胸腔，即使是常溫也都能感覺到沁涼，當你吞嚥下去時，它的清涼也會穿過你的喉嚨，到達你的胃，它的汁液也會傳遞到你的全身。如果你喜歡，事後你也可以準備一杯常溫的檸檬水，炎夏時的身體燥熱做最後的放鬆總結，這就是我們小暑的瓜果靜心。

靜心後～
自我記錄

靜心後，可以記錄你的發現，你可能某個感受不一樣了，可是那個感受帶給了你能量、滋養，你可不可以用不同的角色或感受，長出新芽來呢？我們提供普遍經歷，您觀察您的經驗，沒有對錯好壞，只有屬於你生命的經驗個別化，而你的經驗才是陪伴您的寶藏。

我發現皮膚的觸覺......

1. 更加纖細靈敏

2.

3.

我感覺到瓜果的溫度......

1.

2.

3.

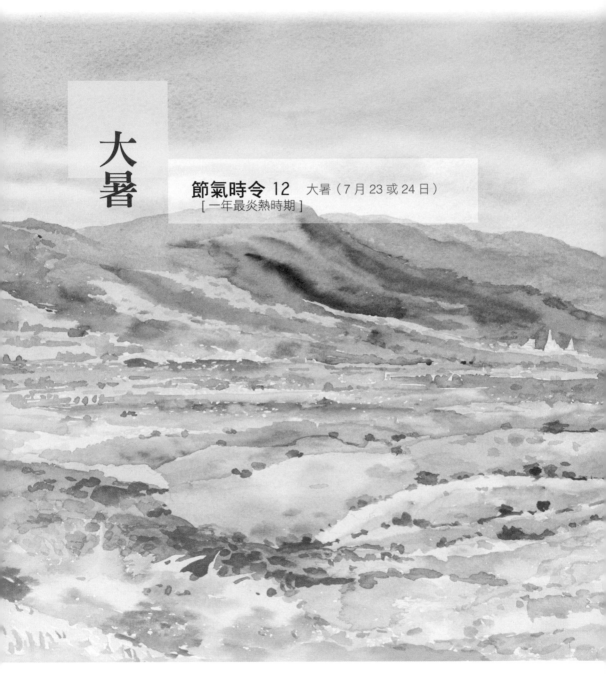

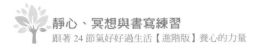
大暑

節氣時令 12　大暑（7月23或24日）
[一年最炎熱時期]

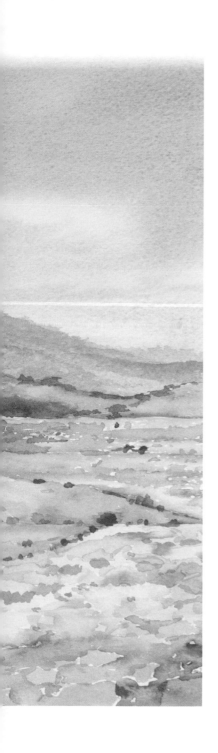

｜ 靜心前導引 ｜

大暑節氣重在養心，適應外在的環境，也是大暑時心智的鍛鍊。這時候的熱，是讓我們能夠回到定心，你也許會發現，夏天是在訓練我們的脾、腸，以及我們的心，是不是能夠為自己而穩定。

小提醒

對話練習時，若發現某些信念，會引發你無助的情緒時，就讓它像大腸功能一樣運作，正常將情緒代謝。

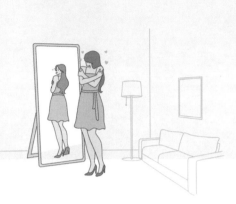

大暑對話練習

　　找一個安靜的空間、一面鏡子，練習一段自我對話：「我所看見的都是我，好或不好的都是我。」

　　1. 不管我看到的是優點或缺點，與別人展現出來的那個令人討厭的部分，將這些看見和我們的內在整合，讓自己從這些看見，把別人的經驗收攝回來，一切都問自己説：「這些部分如果都是我有的，我怎麼靜然悦納它們？」

　　2. 這是個排廢的過程。有哪些是我真的看見之後，我可以代謝掉的，如果可以，那麼外在的印象就會變成我們內在的力量。如果有跟外在比較、競爭，甚至不一定是明顯的競爭，有時候只是覺得

自己心中不如別人的那個部分，請用你的心看著鏡子內的自己說：
「無論如何我愛我自己。」

　　3. 如果有些眼淚要流的話，就讓它流吧。因為在這個時候，我
們都在準備迎接下一個養陰的秋天。所以，讓這些廢物在這個節氣
排泄，讓好的氣可以再次進來，為下一個肺的季節做準備。

　　4. 我做不好的，別人做得好的，或是覺得自己不如人的，可以
放下，才有多的空間讓自己可以每天細數一下小確幸的幸福感。

　　感受木元素的能量，小小的幸福，並對自己說：「哇～今天終
於為自己做了一件小小的事情。」

　　你可以去吃自己很想吃的小東西，比如一碗愛玉，為自己喝
一大杯的溫水，或喝一大杯的檸檬水，「哇～我可以為自己擠檸
檬」。覺得自己好棒，這種小小的幸福感，都可以讓木元素去滋
養，去支持燃燒身體的火元素，喚醒對自己慈悲的一份熱情。

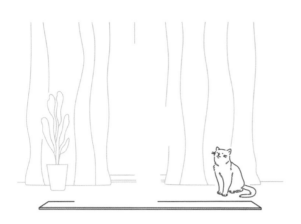

　　5. 這個世界沒有別人，只有自己。當我們聚焦在他人身上候，透過這份自我對話你會知道，外在的世界就是我們內在的世界。

　　過程中你可能會整合，你可以做的下一步會是什麼？要能夠好好的看見自己內在的這些匱乏的感覺，並且保持感謝。你可以輕輕敲胸腺，讓心肺功能再一次吸入好的氣息，用呼吸去滋養、調理夏末的心，並滋養秋初的肺，好好跟自己說話，從小的成功看見大成功。正如太陽星座走到獅子，穩穩地為自己的閃耀發光發熱，看見自己是有力量的，而非苦情的病貓。

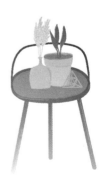

靜心後～
自我記錄

　　靜心後，可以記錄你的發現，你可能某個感受不一樣了，可是那個感受帶給了你能量、滋養，你可不可以用不同的角色或感受，長出新芽來呢？我們提供普遍經歷，您觀察您的經驗，沒有對錯好壞，只有屬於你生命的經驗個別化，而你的經驗才是陪伴您的寶藏。

我感覺到匱乏的信念有 ......

1. 我總是落後人家並不被放在心上

2.

3.

我感受最深的是 ......

1.

2.

3.

秋靜心

PART 3

立秋、處暑
白露
寒露、霜降

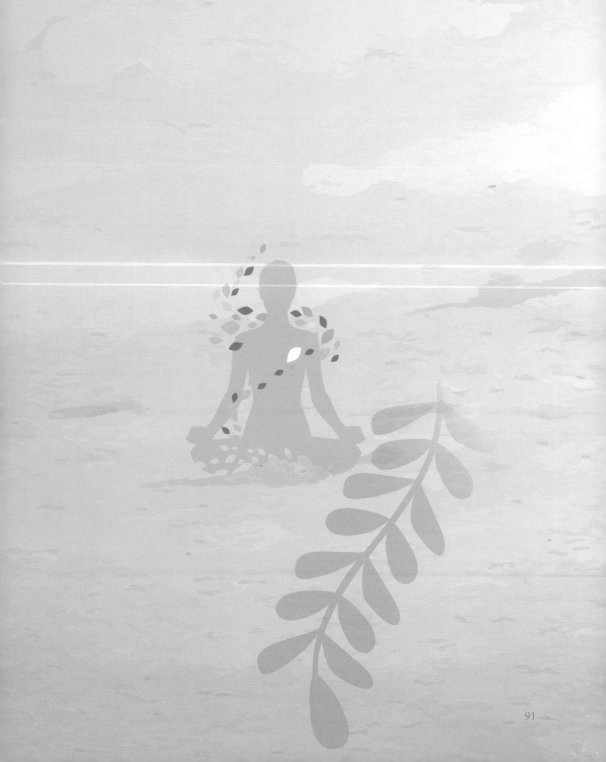

立秋

節氣時令 13 　立秋（8月7或8日）
[立秋得馨，天地始肅]

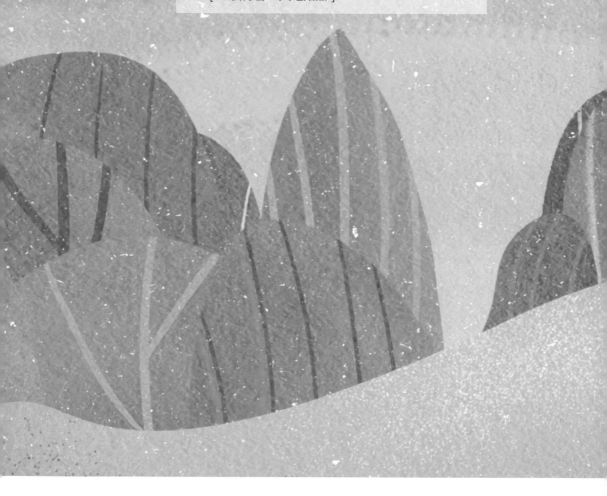

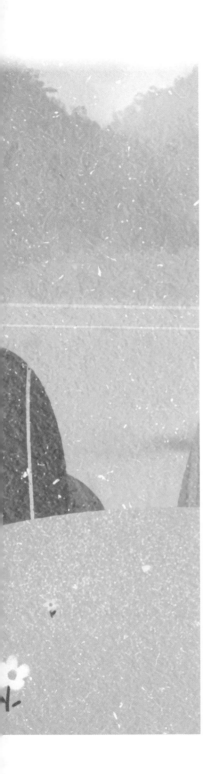

| 靜心前導引 |

立秋時，在台灣仍屬於炎熱的氣候。秋
天比較容易引發脆弱鬱悶的深層情緒。
如果平常沒有觀照，這時候會很忙碌，
所以你會需要斷捨離很多還糾結著的情
緒。可以從洗澡著手，這時候皮膚是不
是能夠被深層淨化，並透過已淨化的毛
細孔呼吸，獲得真正的滋養是很重要
的。

小提醒
靜心時發現自己有固著的
情緒時，不妨來點秋天的
氣質，放下那些不適合，
給予新生的空間。

立秋膚吸靜心

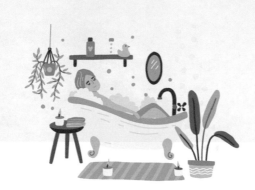

　　立秋節氣，靜心從洗澡開始。首先在清洗頭皮時，頭部微微的往下低。用較天然的產品去按摩清洗頭皮。輕輕的移動頭骨，沿著我們的髮際線依前後方向輕輕搓洗頭皮；在我們的耳朵上方，兩個顱骨左右輕輕的來回清洗我們的頭皮，用指腹在頭皮輕輕施壓清洗，再到我們的頭顱後側以上下搓揉的方式淨化我們的頭皮，順著整個耳朵邊往太陽穴的方向搓洗頭皮。

　　沖洗時，想像水透過我們的後腦勺往下流動，將頭皮上所附著的外在灰塵、屬於外在的價值、想法，透過水的沖洗，從頭上、髮梢離開。並在清洗身體時，用珍惜的感受看著每一吋肌膚。

用掌心輕輕畫圓，搓揉每一吋我們身體的肌膚，用指腹為臉部搓洗，由向外向上的洗滌來提升自己的臉部肌膚，讓我們能為自己展現笑容，由頸部往下沖洗身體，想像那些不屬於我們的價值系統，透過淨化皮膚而得到了釋放。

接著我們使用較清爽的乳液滋養肌膚，讓我們的皮膚在塗抹之後還能盡情的呼吸，可以使用你喜歡的味道，例如金銀花乳液。由內而外，由上而下為自己的身體前側，輕輕敷上一層滋養皮膚表面的乳液，每摸過一處，就感謝我們的肌膚，直到每一吋肌膚都因你的撫摸而光亮了起來。

謝謝我們的身體為我們每天所做的；在身體後側由外側往內側塗抹清爽的乳液滋養我們的身體體表，並觀察還有哪些身體部位較緊繃，略施壓力輕輕按摩。感謝身體，並透過最後幾次的深呼吸，將這份感謝由外而內的放在心裡，雙手合十的完成膚吸靜心儀式。

靜心後～
自我記錄

靜心後，可以記錄你的發現，你可能某個感受不一樣了，可是那個感受帶給了你能量、滋養，你可不可以用不同的角色或感受，長出新芽來呢？我們提供普遍經歷，您觀察您的經驗，沒有對錯好壞，只有屬於你生命的經驗個別化，而你的經驗才是陪伴您的寶藏。

我洗沐時身體 ......

1. 好開心

2.

3.

我感謝釋放了 ......

1.

2.

3.

NOTE

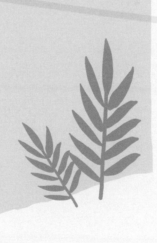

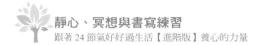
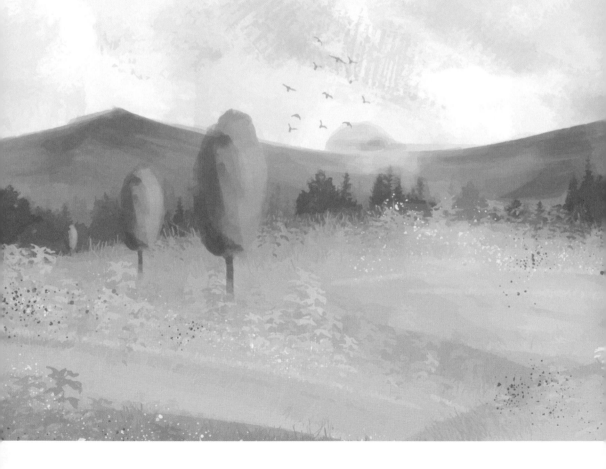

處暑

節氣時令 14　處暑（8 月 23 或 24 日）
[氣候變涼，暑天終止]

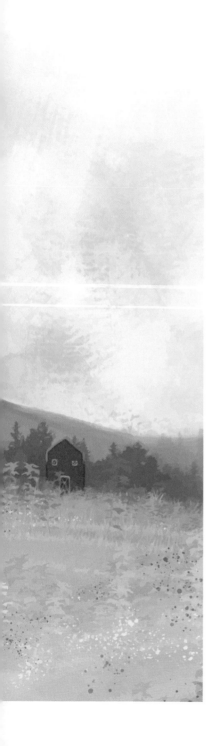

｜ 靜心前導引 ｜

處暑暑氣慢慢消退，中午酷熱，晚上開
始有點涼，天氣變得比較乾燥，容易影
響皮膚，變得敏感。肺是無條件愛自己
和被愛的中心，當我們每次呼吸，吸進
純淨氧氣、吐大氣放鬆，我們會觀察到
很多自己的內在以及身體的變化。這個
節氣要調整呼吸，可以從吃飯靜心著
手，練習再一次回到我們的心。

小提醒

吃飯靜心不容易，進行時
若無法保持節奏，也記得
保持彈性，允許自己接納
自己。

處暑吃飯靜心

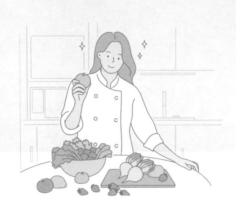

　　秋天養肺，你觀察過自己吃飯時的呼吸頻率嗎？是否會因為同桌的人吃得快或店家音樂重節拍而無法調整自己的速度呢？在處暑的時候練習吃飯靜心有助於調整我們的金元素節奏喔！

　　首先準備一杯溫開水或溫的花草茶。在吃飯前可以為自己準備喜歡的餐盤、喜歡的餐具，讓自己在賞心悅目中享受佳餚。

　　讓自己坐下來，平心靜氣的謝謝整份菜餚，無論是你自煮或是店家或家人提供，透過幾次的深呼吸，用眼睛愛的視波環視今日要享受的餐點。然後拿起水杯，輕啜一口，感受水分通過食道、滋潤

食道進到胃的感覺，同時調息，用自己最舒服的呼吸頻率，不用刻意改變它。

　　再喝一口水，也可以試著用含著一大口水跟隨著每一次的呼吸，將一大口的水分成七等分慢慢吞嚥下去，吐氣的時候吞下一小口的水，水可以滋潤我們整個喉嚨，同時幫助我們調息穩定下來，也為我們在吃飯前增加一點飽足感，不會因為過度的飢餓而狼吞虎嚥。接著為自己選一口最想要吃的食物，輕輕放進嘴巴裡，細細咀嚼品嚐，讓瘦體素發揮功用。

　　吃飯越慢的人、飲食心越靜，吃飯不會讓他變胖，給自己充分的時間去進行處暑的吃飯靜心，每一口至少咀嚼 20～30 下後慢慢吞嚥，並享受口中食物的質地、香氣、味道，感謝這個食物透過你的食道進到你的胃，讓飽足感在你的胃裏慢慢堆疊，再透過幾次的深呼吸，決定下一口讓你好奇的菜餚，持續放慢速度的細嚼慢嚥，

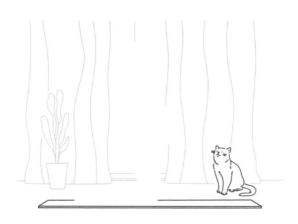

透過臉部線條的咀嚼肌，跟每一次呼吸的調節之間，讓自己去享受這份佳餚，有時左臉、有時右臉的肌肉運動，以及食物在口中移動的頻率。

在用完所有食物時，雙手合十謝謝這份食物貸給身體滋養的部分，感覺從你的情緒中心提供溫暖與穩定如絮根般的支持，放掉過多對食物的控制與擔心，深深感謝所有食物的支持與來源，以及提供的人。

吃果子拜樹頭，正如我們飲食後感謝來源，也感謝我們神聖殿堂的身體支持，並將這一份感謝也回歸給天地眾神萬物。太陽進入療育且彈性的處女座，鼓勵我們回到自身的韻律、保持自己的彈性，就能因應所有內外的一切，持久與穩定的身心彈性力量，在面對外在壓力時，就能自然將它轉化成我們自己內在的力量。

靜心後～
自我記錄

靜心後，可以記錄你的發現，你可能某個感受不一樣了，可是那個感受帶給了你能量、滋養，你可不可以用不同的角色或感受，長出新芽來呢？我們提供普遍經歷，您觀察您的經驗，沒有對錯好壞，只有屬於你生命的經驗個別化，而你的經驗才是陪伴您的寶藏。

我吃飯時感覺......

1, 食物有別於日常，味道更鮮明

2,

3,

我感謝釋放了......

1,

2,

3,

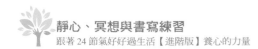

白露

節氣時令 15 白露（9 月 7 或 8 日）
［天氣轉涼，地面水氣結露］

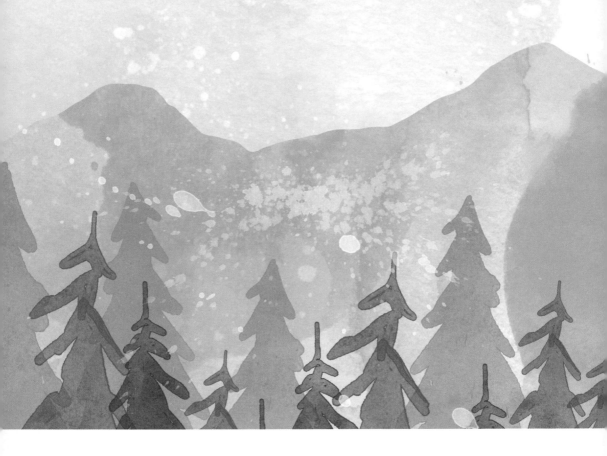

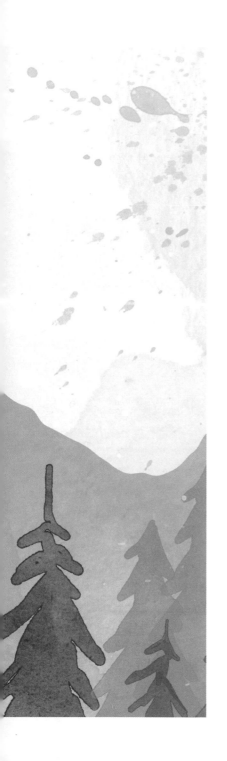

｜ 靜心前導引 ｜

秋燥反映在身心，請觀察自己的身體情況及需求。在每個呼吸之間去感覺，我是不是放鬆的？在關係的給予與接受上是不是自在的？如果有不自在、不放鬆的感覺，可以晚上睡前，透過吐氣的方式，吐掉這份緊張和緊繃，吞叶純淨的氧氣。

小提醒

如果靜完心，擔心不小心睡著著涼，也可以在靜心前穿薄襪子保暖。有事沒事、睡了沒事。

白
露
伸
展
靜
心

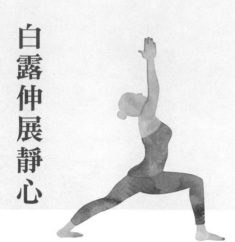

　　白露時身體的能屈能伸非常重要，我們是要讓每一吋的筋肉都能收縮、放鬆、延展拉長、放鬆的靜心。所以這個靜心我們會先從四肢的外側開始，會先從手部，每一次的呼吸之間會讓每一處的肌肉拉緊後放鬆。

　　首先，先讓我們的注意力來到最外側的手部。讓手掌握拳，然後數七秒後再放開手，將手指延伸到像長出蹼一樣的延伸，數七秒之後再將它收起來合起來，七秒再打開來，七秒再收起來，七秒再打開，開合共七回合。

　　接著我們來到手肘的位置，讓它向內收，很像金剛要捶打胸口的動作往內收緊夾到底，然後再延展的伸開來，呈現大字形的樣子。然後再收縮七秒鐘，手肘內彎，然後放鬆，七秒的手肘內彎，

再讓手肘放鬆,開合共七回合。

　　接著我們像環抱自己、擁抱自己,讓你的手掌環抱著身體,如果可以的話,盡量摸到背後肩胛骨,如果不行,就是環抱側面的身體一樣的環抱之後數七秒,再放開來成大字形七秒鐘,七回合之後。聳肩,將肩膀儘可能的靠近耳垂方向,七秒再放鬆,同樣做七回合的貼近耳朵與放鬆肩膀的動作。

　　接著來到臉的部分,我們讓所有的五官都儘可能的聚在正中央,向鼻子靠攏,一樣七秒鐘。讓整個五官完全的放鬆,連嘴巴都張開來,像狗狗一樣吐舌也很好。放鬆七秒,再一次收緊七秒鐘後,再鬆、放開,完全擴散你臉部五官的七秒,連續七回合。臉部最後一回合的收緊放鬆,來到耳部,可以提提我們的耳朵,將耳朵提高,往外拉,然後再把它往內折,各七秒鐘,各做七回合。

　　再來我們的頸部往前,回到中心,即原本頭部自然擺放的位

置，再往後，再回到中心點，再往左靠，然後再回到中心點，再往右靠，再回到中心點，再往左邊轉，再回到中心點，再往右邊轉，再回到中心點，然後這樣的頭部運動做個七回合。

　　接著是手指頭，將手指頭的部分手心朝上、手指往下扳，七秒鐘之後再放鬆伸直。透過另外一隻手把你的手指頭往下扳，七秒鐘之後再放鬆伸直，各七回合。接著腳的部分，將腳趾頭抓緊，好像腳指頭握拳一樣的，再將它放鬆開來，做七回合。

　　接著把腳踝的部分往前壓平腳掌七秒鐘，再慢慢往身體上側回弓，再整個放鬆七回合。接著我們用力抱膝抱緊，像一顆蛋一樣，蜷曲起來，七秒後放鬆呈大休息。全部的身體再次抱緊膝蓋，七秒後放鬆，再一次的抱緊膝蓋、再放鬆，再五次，最後一次讓我們腿呈大字形，讓它大到最大的地方，好像劈腿一樣。幾秒鐘後再讓自己將腳蜷起來，再伸到最大的大字型的位置，再將它收回來。最後一次呈大字型的樣子，直接平擺自己的身體，呈現大字型最舒服的樣子，去感覺你的背，讓你的雙手放在後上腰側腎臟的地方，通過我們手心的溫度去滋養腎，放鬆背。

　　如果是晚上做完這個靜心想要休息一下，要記得蓋件被子，白露時候夜晚會有點涼爽。讓自己好好休息，徹底放鬆。

靜心後～
自我記錄

　　靜心後，可以記錄你的發現，你可能某個感受不一樣了，可是那個感受帶給了你能量、滋養，你可不可以用不同的角色或感受，長出新芽來呢？我們提供普遍經歷，您觀察您的經驗，沒有對錯好壞，只有屬於你生命的經驗個別化，而你的經驗才是陪伴您的寶藏。

我伸展時感覺......

1. 每一處身體都被我所關愛著

2.

3.

我感謝釋放了......

1.

2.

3.

寒露

節氣時令 17 寒露（10月8或9日）
[天氣轉涼，露水日多]

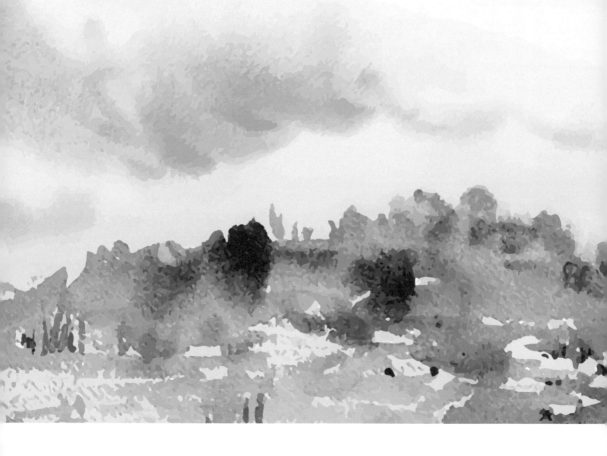

｜ 靜心前導引 ｜

沁涼的夜，善變的深秋，讓人不想動，
寒露節氣走心包經，我們全身的血液循
環、心思、情緒、意識，將氣血推動到
全身。心臟病的引發和心包經不順有
關。此時首重心包經的梳理，從內心的
清理開始。寒露時期，需要打開我們的
心肺，讓內心保持在一種很清楚、明確
的狀態。

小提醒

我們接受外在印象的器官
是肺，不過度憂鬱悲傷就
比較不會傷肺，我們是怎
樣收下的，就會怎樣滋養
我們自己。

正念七脈輪祝福靜心

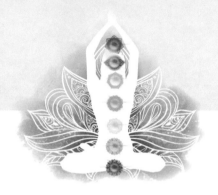

　　此靜心以感恩、穩定情緒，將內在的自我印象放大。脈輪是瑜珈的概念，被解釋成人類體內能量流動的系統，脈輪梵文是Chakra，有著輪子、轉動的意思。根據古老的印度瑜珈術認為，人體有七個能源中心，以盤旋的輪狀出現，沿著脊椎底部至頭頂分布，是三條經脈交會之處，能接收和傳達能量，跟元素、腺體息息相關。脈輪的能量是由下往上走的，依序為海底輪、臍輪、太陽神經叢、心輪、喉輪、眉心輪和頂輪，能代表顏色依序為紅、橙、黃、綠、藍、靛、紫，越接近底部的代表越根植大地，越往上走就

越趨向靈性層面，關於脈輪的介紹市面上不乏有專書介紹，我們只著眼於觀察、感謝、不評判。

　　首先調整你的呼吸，不刻意改變它的頻率，就只是維持一貫的節奏，直到你自然放鬆下來。

　　第一步，將注意力放在海底輪，聚焦生殖器的位置，觀想我們根植大地信任世界的穩定，記得帶著觀察、感謝、不評判的態度。對於到目前為止，我們能信任這世界的開放程度心存感恩，想像整個下半身被漂亮的紅色光筆所塗滿，它滋養我們的性腺。接著，將注意力來到臍輪、肚臍下方丹田的位置。去感覺我們的生命力，感謝它持續贊助給我們勇氣及活力，不帶評判地感謝，想像整個下腹部被漂亮的橘色光筆所塗滿，它正滋養著我們的腎上腺。

　　接著將注意力來到太陽神經叢，對我們目前持有的平靜給予深深的感謝。想像整個上腹部被漂亮的黃色光筆所塗滿，它刺激我們

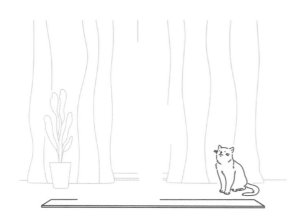

的胰腺。接著再將注意力來到心輪，讓自己剛剛好的愛或是他人給予的愛在胸口湧現，想像整個下半身被漂亮的綠色、粉色光筆所塗滿，它滋養我們的胸腺。接著將注意力來到喉輪，感謝我們的創意、表達，我們每天都在為自己做溝通著，想像整個喉嚨被漂亮的淡藍色光筆所塗滿。接著將注意力來到眉心輪，我們眉宇之間中兩指寬的位置，感謝我們靈光一閃的洞察力，想像整個五官被漂亮的靛藍色光筆所塗滿，它滋養我們的腦下垂體。

最後將注意力來到頂輪，頭頂百會穴的位置，對於我們所學的靈性智慧深深的感謝，並讓整個腦被漂亮的紫色所塗滿。我們都不完美，但我們都已是剛剛好，此刻我們只專注在自身，我們已運用所有感官去連結當下的經驗，深呼吸幾次，深深地欣賞自己的內在，允諾攜手繼續前進，並謝謝自己，給自己大大的擁抱後，雙手展開，頭微仰，為自己雙手比讚，讓天地為證，支持你繼續前行。

靜心後～
自我記錄

　　靜心後，可以記錄你的發現，你可能某個感受不一樣了，可是那個感受帶給了你能量、滋養，你可不可以用不同的角色或感受，長出新芽來呢？我們提供普遍經歷，您觀察您的經驗，沒有對錯好壞，只有屬於你生命的經驗個別化，而你的經驗才是陪伴您的寶藏。

我的脈輪感覺是......

1.

2.

3.

我感謝......

1. 我健康的身體

2.

3.

霜降

節氣時令 18 霜降（10 月 23 或 24 日）

[天冷，開始有霜凍]

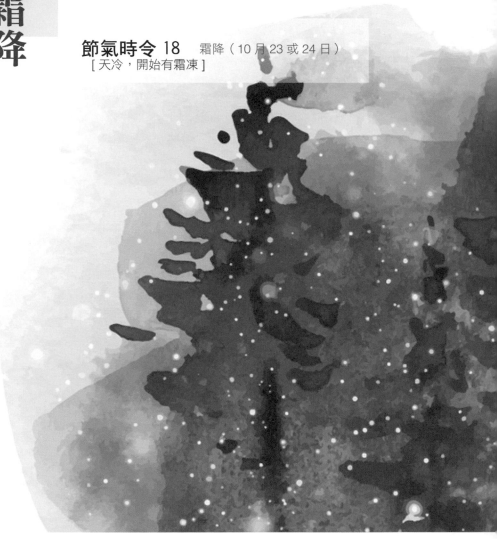

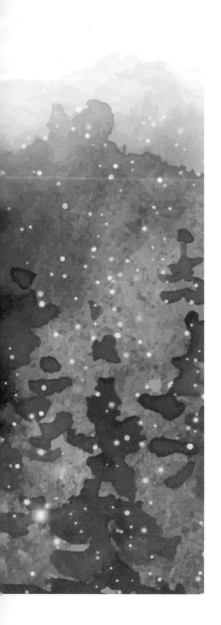

｜ 靜心前導引 ｜

霜降時節，溫度有日夜長短的改變，引
人感受變化，那是身心對自然生息變化
的回應，若沒有察覺，很容易會陷入憂
傷、意志消沉的情況而不知何故。為了
不讓「秋鬱」來襲，掉落情緒的深淵
裡，培養自己對情緒的敏感度、適時覺
察身心需要活絡或補充的部份。

小提醒

靜心時請隨時欣賞自己獨
特的見解，並記得回到本
心看見真實的生命狀態，
不主觀，直覺就會出現。

霜降問候自我靜心

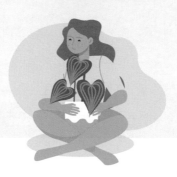

　　秋冬登場，利用情緒起伏來認識自己的心情與在乎的事情。好好感受自己的感覺，練習辨識和回應，讓敏感轉化成靈敏，就不會再對莫名的情緒感到困擾，花點時間好奇與思索，這些經驗都將成為瞭解自我的智慧。我們會被強烈的情緒影響，是因為忽略或沒有意識到在這之前，我們所累積的感覺以及對這些感覺的評價或念頭。我們沒有習慣問候自己、給自己加油；在累了或無力時，也不曾關心自己的需求，或許我們會想著某個人應該要體諒或協助，可能也知道要抱怨或記得求救，但就是沒有發現自己才是最懂得自己想要什麼、以及如何獲得滿足的人。

　　所以，在壓力變更大時，不舒服的感受排山倒海地湧現了。因此，如果我們願意適時地問候自己「今天好嗎？」、「此刻需要的是什麼？」、「這麼做會讓自己感覺快樂或放鬆嗎？」……等。我

們就能送給自己一次重新的開始、並且讓心緒歸零的機會。來吧！轉化失衡與不流動的情緒狀態，讓霜降帶給我們的不是季節性的抑鬱，而是理解與發現自己需要的溫暖與珍惜。

　　把問候自己的那刻當成是一個新的起點，一天的開始或許有著社會的定義、自然的規律。但是無礙於我們決定「什麼時間可以成為真正開始」的意願與能力。當你覺得自己需要調整或轉換時，可以做這個靜心。

　　1. 給自己一個感覺安全的空間，可以站著或坐著，並且能讓身體是可放鬆靠著的。再閉上眼睛，專注於呼吸幾次，留心傾聽自己的呼吸聲。接著，將注意力放在感受心跳，直到你覺得呼吸和心跳成為你意識的目標，頭腦會暫時淨空，心的感受會放大。此刻準備邀請你的心，瞭解心靈的訊息。

　　2. 我們的內在需要溫柔地邀請，即使是無聲地對著心裡發聲，

也請讓自己的口氣與態度是溫和與輕柔的。我們通常不會意識到說話的語氣、音調和聲量,是會影響感受性的。太快的說話速度、大聲而變得用力的音調,會使我們感覺緊張或覺得有敵意。

請你想像在對你珍愛的寶貝說話的樣子,問:「我現在的感覺是什麼呢?」不管問話之後會出現什麼反應或回覆,請容許此刻所有的呈現,即使是靜默、片段或是你尚未瞭解的內容。不在此刻做回應,就是傾聽,直到沒有任何訊息出現,再一次深呼吸,感謝此時此刻所獲知的。

3. 接著,再一次帶著柔情與好奇提出這個問題:「這些感覺或情緒是從哪裡來、何時就存在?」仍舊是詢問後,等待回覆。或許你會開始出現記憶與畫面,讓你知道此感受的故事與經歷。一樣不作回應與評價,全然地傾聽此刻所浮現的線索。你或許會有些理解、出現更深一層的感受。若出現的是空白或說不出來的感覺,那就提醒自己可以帶著這樣的空白或未知,好好呼吸。你會在需要知道的時候,意識到你所需要的一切,並謝謝這一刻的發生與經驗。

4. 最後,你會再充滿耐心並真情地問自己:「此刻我能怎麼做可以把自己帶回平靜。」或「此刻我需要做什麼來讓自己保持活力。」敞開自己,去接受任何的可能。你就會知道現在的自己需要什麼,你會收到如何增強自己的動力。請讓那個被關愛與理解後的自己,給出一個能讓你直接行動、簡明又具體的方法與指引。當你

清楚之後便向自己道謝，還要特別給予肯定或讚美。

　　5. 將注意力再次移回到全身，重新感覺自己的身心，哪些身體部位因此變得更放鬆、有力量，哪些仍有卡住、緊繃或僵硬的地方。讓自己放鬆並有力量去平衡、支持那些卡住和不流動的地方。運用呼吸當傳遞的管道，吸氣將意識帶到舒服的位置，吐氣想像舒服的部位，釋放它的穩定到需要滋養和調整的地方。如果沒有明確感覺哪個地方是放鬆、有力量的，可以回到心、邀請心成為支持者，做幾次這樣的呼吸直到全身的感覺變得平衡且均勻。

　　這個靜心的目的，最初在於學習傾聽與接納身體的訊息與各種反應，不做判斷、不試圖改變，這能減輕我們的焦慮，以及想指責自己的反應與習性。當我們不花力氣在防衛或攻擊自己的感覺時，就有助於我們釐清感受、聽見真實的意圖，並且發覺自己的想望竟是如此單純，也許就是一頓慢食、睡飽覺或有自己的時間，但頭腦的預期與分析往往會因為未知、不確定而出現各種複雜的問題。所以，把自己帶回當下，並提醒自己能在此時此刻選擇與決定。外在會有各種變化，而內心也能有各種方法。秋末霜降，不怕忽冷、不怕夜會變長，不怕心情跌墜、意志失靈，因為內在的智慧與心靈的彈性，能讓你安穩地待在自己的生命之流裡，知曉生命即是體驗。正如太陽星座走入天蠍，透過自己的內在光明去看見生命的方向，越理解自己，越不怕探索真實生命力量。

靜心後～
自我記錄

　　靜心後，可以記錄你的發現，你可能某個感受不一樣了，可是那個感受帶給了你能量、滋養，你可不可以用不同的角色或感受，長出新芽來呢？我們提供普遍經歷，您觀察您的經驗，沒有對錯好壞，只有屬於你生命的經驗個別化，而你的經驗才是陪伴您的寶藏。

我覺得自己很享受......

1. 跟自己靠近對話的溫馨

2.

3.

我發現自己很想對自己說......

1.

2.

3.

NOTE

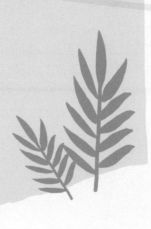

冬 靜、心

PART 4

立冬、小雪
大雪
小寒、大寒

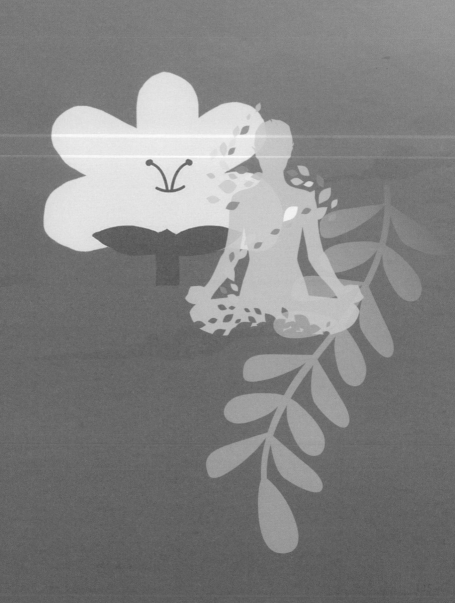

立冬

節氣時令 19 　立冬（11月7或8日）
[作物收割之後收藏]

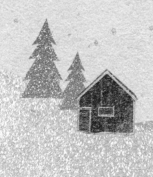

｜ 靜心前導引 ｜

天氣冷，容易聚焦於焦慮的情緒，當我
們來到冬天的時候，能看見我們的渴望
有一點一滴的被實踐，如果我們仍有焦
慮，此時就要能看見並內省的問自己：
這些焦慮是哪來的呢？可能不只來自我
的擔心，也可能來自某些社會價值，捫
心自問是否覺得穩穩的被承接，或仍然
覺得不足？

小提醒

靜心要時時配合呼吸，可
以讓身體內外徹底放鬆、
疏通，自然會浮現答案。

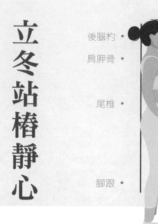

立冬站樁靜心

後腦杓 ·
肩胛骨 ·

尾椎 ·

腳跟 ·

　　找一面牆壁，讓自己的腳跟貼牆，然後身體輕輕的貼牆，讓身體自然擺放在人體脊椎最自然呈現兩個 S 的位置上，對有些脊椎不適的人，這樣貼牆是有點辛苦的。不過沒有關係，盡可能讓你的腳跟貼牆，然後讓你的腳微微打開，與肩同寬，然後感覺你的後腦勺也是靠著牆壁的，大概也會是我們的肩胛骨、尾椎跟腳跟。然後維持自然呼吸，不用刻意改變它，微微的讓脊椎帶著我們往下，就好像在尾椎尾端有個鐘擺重重的往下沉，而我們的膝蓋會自然的往前伸微微彎曲。也就是我們的背、連著後腦勺一起慢慢的往下蹲，同時嘴巴可以發出嘶的聲音。有些人可能做一下，背就會有點微微的

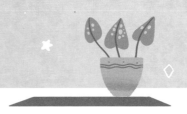

發熱，這是很正常的。

　　再一次，我們慢慢的往上立直，專注在你身體位置的連接，特別是後腦勺、肩胛骨、尾椎、腳跟是否仍然靠在牆面上。再做一次，讓自己蹲到比前一個較深的位置，保持頭部、肩胛骨、尾椎以及腳跟都仍然貼著牆面，並且口中發出「嘶」的長音，再慢慢的回正，整個身體站直。

　　你可以持續做這個站樁幾次，它可以讓我們的腎氣更加集中，也讓我們的身體可以在一個輕輕的拉筋靜心當中，去觀察身體的柔軟。並且包容所有的身體狀態，在過程中記得要保持最自然的呼吸，不需要刻意改變，若有流汗也要適時擦拭，確保自己不受涼。

靜心後～
自我記錄

靜心後，可以記錄你的發現，你可能某個感受不一樣了，可是那個感受帶給了你能量、滋養，你可不可以用不同的角色或感受，長出新芽來呢？我們提供普遍經歷，您觀察您的經驗，沒有對錯好壞，只有屬於你生命的經驗個別化，而你的經驗才是陪伴您的寶藏。

我發現自己站樁時......

1. 肌肉無法支撐自己身體太久

2.

3.

我覺得自己身體特別......

1.

2.

3.

NOTE

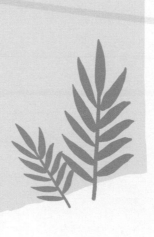

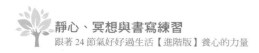

小雪

節氣時令 20　　小雪（11 月 22 或 23 日）
[小雪氣寒而將雪、地寒未甚而雪未大]

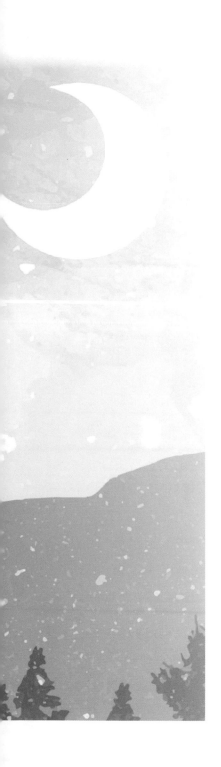

｜ 靜心前導引 ｜

小雪節氣天冷，要安穩的情緒才會好眠，除了聽輕柔放鬆的音樂，睡前也可以進行腹式呼吸法，讓焦慮卸除。白天頭腦可能聚焦在解決問題上，此時節不妨為你的情緒尋找養分，讓自己能坦然接受已發生的不完美與試過的失敗方法，以及不強求跟自己價值不同的部分。

小提醒

腹式呼吸可緩解情緒、轉移部份焦慮，放鬆肌肉、消除疲勞。睡前腹式呼吸能提升睡眠品質。

小雪腹式呼吸法

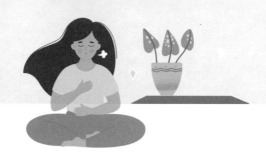

　　「腹式呼吸法」，或稱為「橫膈膜呼吸」，在呼吸中梳理情緒，看看有什麼情緒要釋放、舒解或找到讓自己感受被愛的方式。

　　首先放鬆自己的身體，躺著，吸氣時將氣從鼻腔慢慢一路往下送到下腹凸出，數七秒，暫停三秒。吐氣時下腹凹下去，數八秒，比吸氣多至少一秒，透過讓肚子擴張，同時讓介於胸腔與腹腔之間的橫膈膜下降，減少胸腔的壓力，外面的氣就會流進肺部裡。人躺著時，自然會從胸式呼吸變成腹式呼吸，所以一開始可以試著躺在床上練習，透過手放在下腹部輔助感受，會更容易上手。新生兒都是腹式呼吸，可以有效調節自律神經功能，減緩焦慮的情緒。

　　每次吸氣引導新鮮氧氣進入身體，而且在每一次的吐氣中，想像有很多不需要的緊繃、緊張都透過吐氣離開身體，越做越能讓自己穩定下來。當緊張都釋放後，回到自身的呼吸韻律上，讓我們在太陽星座走到射手時，更增加直覺去依循生命中最重要指針，直接校準到生命本源的狀態。

　　現代人壓力過大，導致肌肉無法放鬆，進而引發失眠，你可以在睡前做幾分鐘的腹式呼吸來有效提升睡眠品質。每天規律練習比起焦慮時臨陣磨槍更加有效。

靜心後～
自我記錄

　　靜心後，可以記錄你的發現，你可能某個感受不一樣了，可是那個感受帶給了你能量、滋養，你可不可以用不同的角色或感受，長出新芽來呢？我們提供普遍經歷，您觀察您的經驗，沒有對錯好壞，只有屬於你生命的經驗個別化，而你的經驗才是陪伴您的寶藏。

我覺得自己腹式呼吸時很……

1. 不習慣呼吸這麼深和慢

2.

3.

我發現自己釋放了……

1.

2.

3.

NOTE

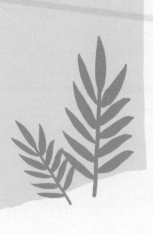

大雪

節氣時令 21　大雪（12 月 7 或 8 日）
[夜深知雪重]

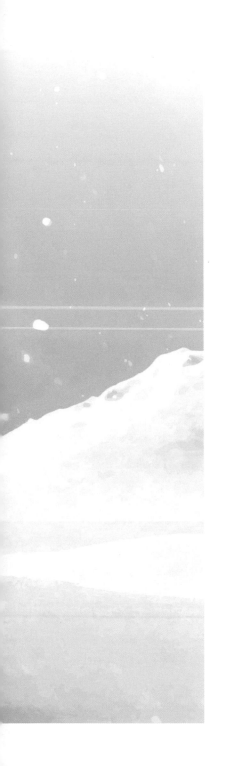

| 靜心前導引 |

大雪時節正需要讓自己的腦袋放空休
息。腦袋放空，就不會思慮過多，就能
保護肺跟心血管。因此，此節氣對應天
氣的寒凍，採取放空策略，讓自己能好
好的休息、睡眠。

小提醒

在大雪之際，練習有品質
的放鬆，可以有效減緩身
體情緒的毒素，讓大寒能
更輕鬆斷捨離。

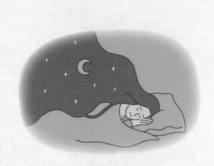

大雪睡眠靜心

　　大雪節氣一到，山上的低溫到能降雪，而地面也是寒冷，若有雨則會有凍意。此時，避免受寒且維持身體的保暖，同時減少思慮的負擔、不要再將精力放到計劃與行動。過去一年已經付出、盡力，是時候要讓自己學習放下、放寬的階段。過往會想讓自己有所進步、成長與獲得成就，若到了大雪仍表現積極、用力且無法休憩，甚至在要休息或暫停時還會出現焦慮或擔憂，便需要覺醒內在的自我價值感。因為害怕自己不夠好、跟不上他人的批判與比較性，影響身心的平衡與發展。這種意願強烈、主動力行的背後意涵，並非自信、可靠的展現。因此，若能在大雪之際，練習有品質的放鬆、調和夏天因需要持續或維持的奮力、秋天因天候變化而敏感、脆弱的情況，將有助於我們免疫系統、放鬆神經和肌肉，同

時，也會減少感冒與生病的機會。

　　大雪好好放空與休息，這裡也包括夜間睡眠能夠更深沉的放鬆。放空不是指發呆、讓頭腦不想事情，而是讓自己的心靈能沉澱、有空間能去感受生活的片刻。那種沒有一定要做什麼的意圖、也能自在與享受的境界。即使有些想法可能還是會來來去去，但不會被這些念頭打擾或瞎忙。而這些思緒未必只能浮現，自己也可以加入祝福，讓溫柔與幸福停留其中。在睡前，一天的結束做這個靜心，擴展平靜與安定，讓隔天醒來能持續在這種暖意當中，展開新的一天。雖然大雪天氣是寒冷，但從內在散發的暖意與抒放，是最好的保暖能量。大雪的冷天也是能享受的，請允許自己好好地在夜裡擁有寧靜。

　　1. 關燈後，讓自己舒服地安躺著（若是白天，則可以用小毛巾覆蓋眼睛）。為自己加件棉被或毯子、覆蓋身體，用幾次自然呼吸

來感受被毯的重量與質感，漸漸地也能感覺到身體的暖和。接著可以調整姿勢，讓雙手與雙腳自然平放，確認脖子和頭部的高度，能夠讓肩頸放鬆、後背可以輕合於平面。後背放鬆，讓腰與臀也能夠有意識地放鬆，雙腿感覺變得沉重且放鬆。把全身重量交給所平躺的地方，想像自己在厚實鬆軟穩定的大地上被承接。

2. 你專注力來到呼吸，先讓吐氣變得深沉，再緩慢吸氣。吐氣的注意力放在腹部，像是從肚臍吐出。而吸氣時感覺像是從尾椎骨吸進空氣、充滿整條脊椎，你的呼吸會自然地變長。這會使你體內形成一股暖流。透過你的意識讓這股暖流能夠從身體的中央擴展到四肢與頭部，逐步地感覺這個暖流從體內擴散到體外，在棉被與身體之間的空隙充滿你的溫度。接著，注意力來到頭部，放鬆你的額頭、臉頰，再放鬆下巴，讓牙齦、牙齒和舌頭也放鬆。透過呼吸，整個臉也會感覺熱熱與鬆鬆的。

3. 現在讓自己沉浸在這樣放鬆與溫暖的感覺裡。可以重複地用肚臍吐氣、尾骨吸氣的規律呼吸，並且感覺越來越平靜與和放鬆。你準備好跟自己說：「晚安，心愛的自己。謝謝今天所經歷的一切、所遇見的人。」慢慢再將呼吸帶到心，每一次呼吸都充滿感激、充滿對自己的珍惜與鼓勵。最後，想像自己深深地沉浸在安寧的幸福之中，深深地沉入在對自己的愛之中。

記得，你值得擁有美好的休息與睡眠。大地和天空會慈愛地守護著你。

靜心後～
自我記錄

　　靜心後，可以記錄你的發現，你可能某個感受不一樣了，可是那個感受帶給了你能量、滋養，你可不可以用不同的角色或感受，長出新芽來呢？我們提供普遍經歷，您觀察您的經驗，沒有對錯好壞，只有屬於你生命的經驗個別化，而你的經驗才是陪伴您的寶藏。

我發現自己很放鬆在 ......

1. 每天的呼吸沉穩

2.

3.

我感謝這份放空發生了 ......

1.

2.

3.

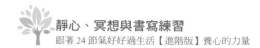

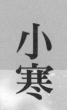

小寒

節氣時令 23　小寒（1月5或6日）
[冷氣積久而寒]

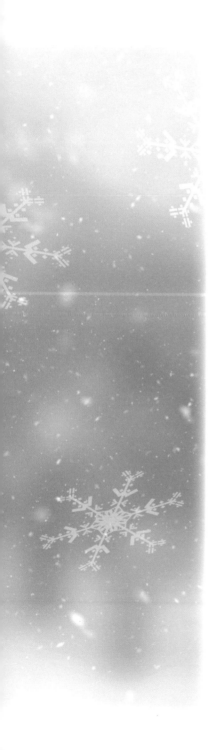

｜ 靜心前導引 ｜

小寒時節，很重要的提醒，就是那些包
在我們肝臟的情緒，會像紙包不住火一
樣顯現。我們要有界限、有意識去參與
我們周遭的人際關係。還沒處理好的情
緒可能會在此時爆炸，我們的潛意識、
情緒裡以及壓在冬天最深的鬱悶情緒，
隨著頻繁的人際接觸，心情就容易互相
投射。

小提醒

在小寒靜心，練習找回你
的內在溫度，讓悶住的情
緒能被有溫度的表達。

小
寒
燭
火
靜
心

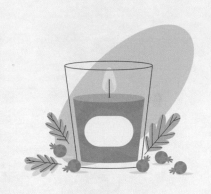

　　準備一盞蠟燭或仿蠟燭，感覺能看到有一盞燭火樣子的感覺都可以。現代人蠻害怕用火，好像會跟很多災害自動連結的感覺。如果你點蠟燭，用一個安全的燭杯裝著，安全性是夠的就好。小寒這時氣溫較寒冷，以蠟火靜心也能溫暖我們。

　　首先請為自己找一個安靜的時刻、空間。

　　在點蠟燭前，先幫自己設定鬧鐘，可能 10 ～ 15 分鐘，在小寒時節走肝經。將所有還沒有準備好，要讓它回到光和愛的，請它們離開也是很重要的。你點燃蠟燭，自己找到舒適的位置坐下來。

　　你看著蠟燭的火，就只是看著，同時觀察自己的呼吸以及這個

燭火。當你的思緒飄散時,再次回到這個燭火,看著燭火。偶爾你也可能閉上眼睛,去嘗試看看這個燭火影像,是否能映照、出現在你眼皮底下、在你的心中。

如果影像有一點模糊,你就再張開眼睛看看燭火,讓這個燭火的溫暖和這個光源的溫度可以溫暖你的眼皮。也讓燭火的殘影,溫暖你的心。

當你閉上眼睛的時候,殘影會出現在你的心中,就這樣子一來一往,讓燭火可以出現在你的眼皮下、你的心中,同時也可以感覺到你的身體被這燭火溫暖了,從腳底下被輕柔溫暖著的感覺。

最後結束的時候,你可以對著燭火發出一個長聲「哈」的聲音。在這個「哈」的過程當中,想像把那些還無法放下的事情交給燭火,謝謝燭火,然後就可以用手搧熄蠟燭,完成我們的燭火靜心。

靜心後～
自我記錄

　　靜心後，可以記錄你的發現，你可能某個感受不一樣了，可是那個感受帶給了你能量、滋養，你可不可以用不同的角色或感受，長出新芽來呢？我們提供普遍經歷，您觀察您的經驗，沒有對錯好壞，只有屬於你生命的經驗個別化，而你的經驗才是陪伴您的寶藏。

我發現看著燭火時 ......

1. 內在很安靜

2.

3.

我感覺自己釋放了 ......

1.

2.

3.

NOTE

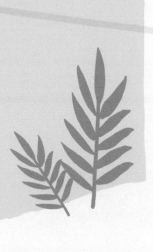

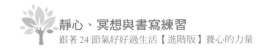
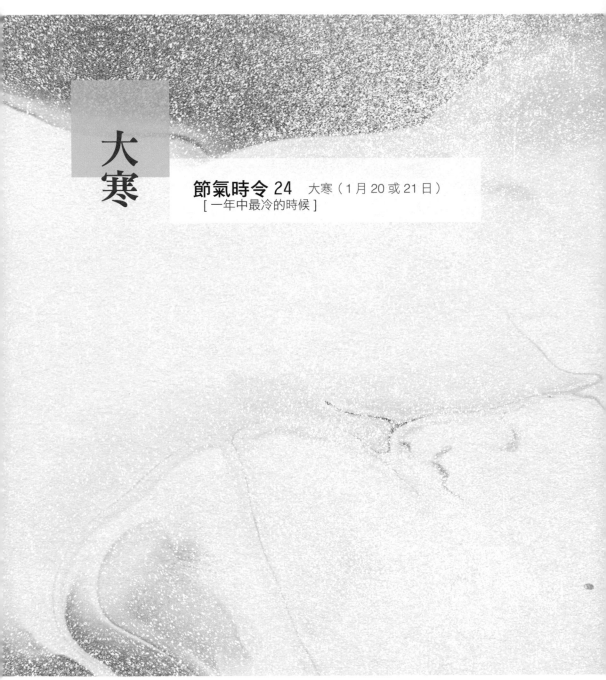

大寒

節氣時令 24　大寒（1月20或21日）
[一年中最冷的時候]

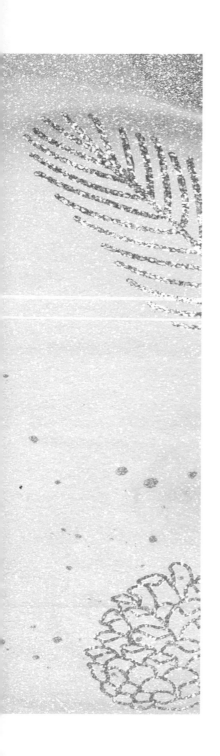

｜ 靜心前導引 ｜

大寒節氣要專注在我們的情緒觀照、筋膜、肌肉上。大寒這天是結束，也是開始，是一個斷捨離的時節。要先把穀倉的東西收好，那些不再適合、不再需要的工具，要能把它們扔掉，或好好整理。請用最溫柔、放慢的速度去感謝這些事情。在這個節氣，也請讓自己好好生氣。

小提醒

浸泡靜心是很好的方式，
透過熱水的溫度與呼吸，
可以舒緩身體的賀爾蒙，
釋放情緒與安撫自己。

大寒浸泡靜心

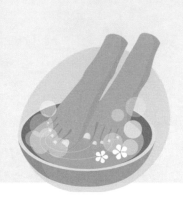

　　大寒浸泡靜心有三個步驟，每一個步驟大約十分鐘。

　　第一個步驟是屈身起身。讓自己屈膝平躺雙手攤開躺在床上，然後輕輕慢慢的像嬰兒一樣的側身拱身，慢慢蠕動著身體，試圖用十分鐘以旋轉自己身體的方式起身。你會覺得平常可能十秒鐘就做完的一件事，什麼需要用十分鐘的方式起身呢？因為在這個過程當中，我們會專注在我們身體的每一條筋膜與肌肉的合作上面。用最緩慢的方式，用它蘊含的所有力量，慢慢的一步一步、一條筋一條筋的配合。它讓我們的腎經、整個背的部分可以得到伸展、拉伸，進而用它們的動能帶動我們起身，每一次起身之間它也伴隨著很多

肌肉的延伸與縮短，同時配合自然韻律的呼吸，慢慢起身，感覺並感謝每一分鐘你所使用的肌群、骨骼與筋膜。

　　第二個步驟是走路。最多讓自己十分鐘走三步路，如果可以，就讓十分鐘只走一步的路，好像學習樹懶一樣的慢動作，從微微的立正站好，維持自然呼吸，腳稍微微微彎曲，關注在每一吋肌肉的合作與連接姿勢的潤滑上，才慢慢的提出腳步，中間也會有很多我們身體需要平衡的地方，慢慢的讓腳跟著地，腳腹，腳掌前端，腳趾尖。之後它才慢慢的準備提起另外一隻腳伸出去，有時可能會閃過很多想法沒關係，就讓它們在呼吸之間來來去去。盡量專注在這些移動的動作之間，我們都跟全身的肌肉一起，他們受到我們全然的關注。我們也關注著再伸出第二隻腳如法炮製的踏出後面的一步。每天都可以練習第二個十分鐘走路的靜心，在每一次的肌肉一動一進之間也要記得自然的呼吸。如果比較年長的人，可以附近放

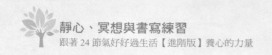

一張可以抓的椅子，甚至是牆壁，會比較安全。

　　第三個步驟是泡腳十分鐘。冬天雖然很冷但不適合太熱的水，一則是很容易流汗後吹風著涼，二則水太熱，對皮膚不太好，容易過敏發癢，大概就比我們身體溫度再高一點點的溫度就可以了。放點薑，我們可以把腳輕輕的泡進去，在走路靜心之後，剛好能舒緩腳的肌肉。記得準備毛巾跟溫水在身邊，或浴袍、小毛毯，可以披著自己的身體；薑也能拿來塗摩搓腳。

　　謝謝我們的腳每天為我們所踩出的每一條路，支持著我們穩穩的踏在這個土地上的每一吋穩穩的走著，同時也讓不再需要的離開，水分也能滋養我們的腳底所有身體的反射區，可以輕柔搓搓辛苦的腳，謝謝它的辛苦。

　　起身時記得將腳整個擦乾，身體若有出汗也要記得擦乾，並且補充好的水分。用水平衡、穩定自身節奏支持走入太陽水瓶，這個天上大水域的風能量，打破框架才能保持宏觀的視野，保持內在心性的穩固。

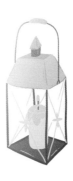

靜心後～
自我記錄

靜心後，可以記錄你的發現，你可能某個感受不一樣了，可是那個感受帶給了你能量、滋養，你可不可以用不同的角色或感受，長出新芽來呢？我們提供普遍經歷，您觀察您的經驗，沒有對錯好壞，只有屬於你生命的經驗個別化，而你的經驗才是陪伴您的寶藏。

我發現自己很放鬆在 ......

1. 泡腳的釋放與感謝

2.

3.

我感謝 ......

1.

2.

3.

PART **5**

節氣書寫篇

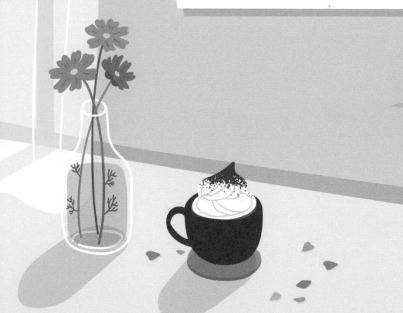

節氣書寫的目的與意義

什麼是「節氣書寫」？主要是以節氣的特性為主題，運用不同的書寫形式讓人們感受自然的韻律或節奏，從中探索、體會生命，覺知自然循環或自然法則對生活的影響，這份意識有助於我們去敏覺、啟動生命之流的途徑。當順應自然法則、遵循生命的神聖秩序與智慧，在特定階段學習相應的課題，透過練習、實踐並領會其中意義，這份經歷便能支持我們的擴展與延續。

春分

節氣時令 4 春分（3 月 20 日）
[春天過一半，晝夜平分]

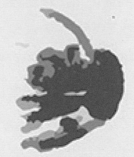

春分書寫的概念：

春天不是起點，是延續冬天的開始

　　春天，是一年之始、展現新的氣象。在農事上，農夫會開始播種、培育作物。然而，若真要有個明確、清新的起始，好啟動整年的能量，關鍵不只在於播種（或找出新的目標與擬制新計劃），最好是先花點心思、給自己時間先去總結與整理先前的經驗與感受。畢竟，我們的日子往往會延續著先前的經驗、情感，並不是日期來到了一個月的第 1 天或神奇某一日，前面的時光就好像都會自動歸零、不算數或不構成影響。總之，學習檢視過去、整理自我是個關鍵，正視自己曾花費時間努力堆積的這些那些，因此，春天書寫的目的在於有意識的整理過往的經驗，並試圖清理、告別不再適合自己、不符合心意或背離夢想的人事物，不只如此，也更積極地確認哪些未完成的部份，是否繼續、暫停或終止，你得成為決定哪些是真正值得、有意義的事（種籽／目標）的生命主人。

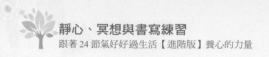

重整生命土壤，播下希望的種籽

　　春分書寫以提問並以實際經驗作答的方式來協助人們回想其生活與心情，並檢視與評估重要、有影響力的經驗。先以一個「主要問題」作引導，進而給出與其相關的問題，來增廣或深化書寫者探索的深度。若真誠地回答、說出真實的感受與實際經驗，亦會碰觸到真切的需求與心意。進行春分書寫的練習，請允許自己有足夠時間去整理，不一定需要一口氣完成所有提問，但仍鼓勵自己能夠在下一個節氣到來前，盡可能回覆所有的問題。

　　當人們開始探索自我、拜訪心靈時，若能保持好奇、耐心、尊重自己感覺的態度，通常更底層且真實的感受與想法會逐漸清晰，那些遺失或受到壓抑或忽略的記憶也會浮現，即便是無意識、沒有時間去消化但對你很重要的情緒與念頭。若你過往並不習慣用書寫來整頓記憶與情感經驗，會更需要醞釀、用更多好奇帶領自己慢慢地靠近內心。這些探問、澄清、耐心等待與記憶甦醒的時刻，都是愛的邀請。

春分提問與書寫

① 從春分（3/21）開始，回顧過去三個月，追溯到去年冬至（12/22）：

以下敘述五個題項，請每題都至少列出一項，但若能夠列到三項可以有更多資訊比對、參考。

（1）重大／轉折或關鍵改變。例：決定改變飲食經驗、完成專業訓練且能授課……等。

（2）認定是重要或有影響力的事件。例：完成連續一整年每日看書的自我期許、決定要好好處理過敏的議題。

（3）新的、從未有過的嘗試與冒險。例：被邀請出書、完成十八個月的線上課程，去到其他國家領結業證書，並在同一期間去開課、教學等。

（4）覺得值得紀念的經驗。例：和二十年不見的同學聚會、進行三年諮商服務的個案可以準備結案、連續直播冥想二十一天來慶祝一年的開始。

（5）造成情緒強烈起伏的事件。例：家人的失智問題讓人感到失落。

　　這些事件或特定的發生會為你的生活、關係、健康、工作 / 學習帶來變化，你可以意識到自己在認知 / 信念、情緒 / 感覺，或行動表現或習慣的不同。請給予自己時間去回想、或做幾次的補充，若能參照行事曆、工作筆記或一些相關線索 …… 等。也可請身旁親友提供他們的觀察、訪問他們的看法，也會是有趣的核對與交流，對於你蒐集這些生命歷程的資訊會有幫助。

　　若你不知如何開始作答，最初可以先挑選一個讓你有感覺、吸引你去回答的題目，並且列出事件的基本條件（何事、何時、何地、情境、相關的人與物等），有助於你慢慢地進入心緒、從空白或混亂中發覺到足以探尋的痕跡。

　　❷　逐步地列出這些事件後，請按其「發生的時間」，歸類在其對應節氣（例如：驚蟄（3/6）、雨水（2/19）、立春 (2/4)、大寒 (1/20)、小寒 (1/5)、冬至（12/22）。

　　從節氣的能量與特性的角度去解讀這些事情，有什麼有趣的發現？例如：對照到立的初始、新生的感受、經歷立夏萬物旺盛的生長能量、到了立秋逐漸讓自己冷靜、沉澱的感覺，以及立冬預備養精蓄銳、讓自己好好休息的機會。

　　依照上述的舉例，會依發生時間重新排序：

清單

- 完成專業訓練且能授課（12/25，「冬至」過後三天）。
- 決定改變飲食經驗（12/26，「冬至」過後四天）
- 完成連續一整年每日看書的自我期許（12/31，「冬至」過後）。
- 連續直播冥想二十一天來慶祝一年的開始（1/1，「小寒」前五天，也靠近冬至）。
- 家人的失智問題讓人感到失落（1/22，「大寒」過後兩天）。
- 和二十年不見的同學聚會(1/26，「大寒」後六天)
- 進行三年諮商服務的個案可以準備結案（2/24，「雨水」後五天）
- 準備第一次出書、到其他國家旅行並教學（3/19，靠近「春分」）。

　　從上述清單上，以對照節氣的能量與特性的角度去解讀這些事情，發現在「冬至」有些事情會告一段落、有機會休息或有時間轉換、改變，那是歷經一段時間後的決定或發生。到了「大寒」，天氣最冷、心情也容易進入某種低潮，對原本持續存在的問題感受性會特別強烈。「春分」則又開始有些新的計劃出現。

將事件或經驗整理成時間表，可以進一步關注、探索：

(1) 被你認定、挑擇出來的事件，仍持續影響著現在的生活。

(2) 這些事情與你的渴望、心中的目標有關嗎？這些事情是阻礙、出現矛盾，還是能支持你的渴望與目標？

(3) 這些事件對心情所造成的轉換與變化為何？除了思考 / 心情變化之外，是否還注意到其他的變化？關係 / 責任的變化、健康 / 外型的變化、空間的變化……等。哪一種變化對你影響最大？

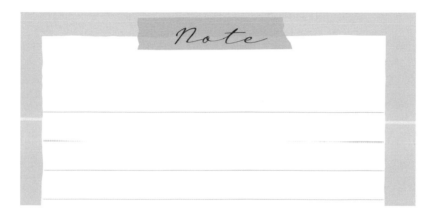

(4) 你有注意到當渴望或目標遇到障礙或困難時，你是做了什麼樣的行動或決定，讓這個問題不再困擾或有了不一樣的變化。

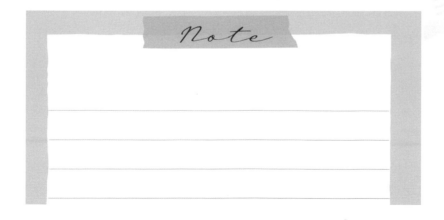

167

根據上述的這些問題，試著讓自己做出一些結論，幫助你清晰自己所投入、所承接的東西，也能釐清接下來的方向。

(1) 用三個形容詞或一段話來代表過去一年所帶來的重要轉變。

（你會怎麼向在乎你的人／包括自己／介紹這一年的發展重點或你學習到的最重要的事。）

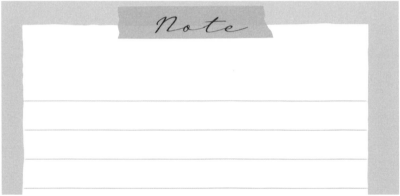

(2) 重新觀看自己這一年的生命脈絡，你覺得哪些事情或問題到目前已結束、完成，而哪些事情是仍需要繼續努力……是你想要實現、創造的目標與經驗？（5～8 項）

(3) 在實踐的過程中，目前感知到的挑戰與考驗是什麼？為何是挑戰與考驗？如果把這些挑戰也視為目標、給自己一個去面對、澄清的機會，你能想像你面對生命的狀態會有什麼改變嗎？

　　年末進入新的年度時，節氣從冬至轉換到小寒，有時會進入一種安靜、等待結束的濃郁或沉著的心情，準備告別這一年，卻又需要快速地要轉換心緒，讓自己盼望、迎接新的年度，在經歷這樣的過程中，有時不見得有機會或時間去感受與消化，內心也會有隱微的波動，若持續地震盪，生活會感受到不明的搖晃。因此，這些問題將協助你整合、重新檢視那些銜接與轉折的過程，有助於安定下來，並包容某些不完美、瞭解即使不夠美滿，自己仍能拾起初心、繼續邁向未來。

③ 可用「倒敘」方式來作深入的覺察

　　這是在自我回顧的時間脈絡上以一種「回推」或「倒敘」的角度來檢視。做法是完成先前的書寫練習後，利用這些資訊，從春分的時間點回頭看前一個事件，即春分之前是驚蟄，並逐步地追溯到冬至。

　　這種方式將協助你形成一種透過「現在往過去看」的視野與經驗，以現在的身心狀態做為參照，然後一層一層的返回、揭開我們這麼做的可能原因，而不是從較遠的時間一層一層堆疊到現在的結果論。雖然我們慣常反應是從某個時間做為起點、順而描述後續發生的事，頭腦也就容易自動合理化、分析事情的因果，但是這樣的

習慣會限制我們的覺察。

　　這麼做的另一個用意在於能讓「現在的我們去賦予過去的自己意義」的機會。舉例來說，我們在一月份時，並不知道二月份的自己會如何，即使一月份做出了某個決定，也需要等時間走到了，才會知道最後是如何。因此，當我們是在一個「已知」的角度，去觀照前一個時間點的自己，我們會對那個「還不知道的自己」多一份理解。因為我們經歷過、領會到這件事之後，在我們現在的位置是能賦予前面經驗某些意義的。意思是透過這個收獲、結果或歷程的學習，對於先前的選擇會產生不一樣的理解。

春分書寫

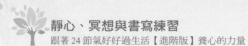

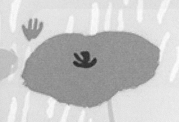

夏至

節氣時令 10 夏至（6 月 20、21 或 22 日）
[夏至到，鹿角解，蟬始鳴]

夏至書寫的概念：

釋放心火、讓情緒流動

春分時的書寫，目的是整理過往經驗的生命意義與精華，試著讓自己回歸到當下、確認或錨定心的目標、重新啟動與出發。

到了夏至，代表我們帶著這份心意或決定、盡情耕耘幾個月了，就趁著陽光最熱烈、充足的時候，來照亮自己曾有的努力。

這時節亦正是農作物生產茂盛、稻田可收割之時，農民揮灑汗水辛勤耕耘、忙碌收成。我們則以揮灑筆水排解過熱氣溫帶來昏沉與慵懶感受，一方面心的煩躁與不耐能被釋放，另一方面也讓自己再次校準前半年的方向與目標。

回到中心，面對內在真實

夏至要陪伴自己的方式，就是回到心、回到個人的平靜與中心。書寫者可以透過自由書寫碰觸心情、使情緒更加流動，引領自己面對內在真實的感覺，連續的自由書寫則能逐步地將外在的火氣轉為內心熱情的火燄。在大暑來臨之際，消融阻塞自我行動的念頭與情緒，聆聽心的寧靜與澎湃，體會各種變化而變得柔軟。就算到了大暑只會更熱、還會有大風大雨的可能性，而流動的心境皆能將不穩定轉化為動力。豐盛在於我們能接納自己的所有，並釋放不屬於自身的一切。

夏至的自由書寫

夏至推薦連續「自由書寫」的計劃，以 14 天，每日 15 分鐘的自由書寫，在兩週內盡可能不要間斷。但如果無法完成連續的書寫，也讓自己不要隔超過 1 日。若從夏至（6/21 或 6/22）這天提筆，連續 14 日後會接上小暑（7/6 或 7/7），小暑過後天氣會越來越炎熱，若願意持續自由書寫，繼續書寫到第 21 天（甚至練習 28 天），大部分都能感知到身心訊息更豐富且更穩定，不只有覺察帶來的影響力，每日堅持完成一件事也是實際的行動，無形中會調整

個人生活的安排、為內在所騰出的空間也會帶來新的意識與改變。

在這段時間，刻意安排時間書寫，覺察著情緒與想法的變化，不僅能轉移整日被暑氣澆灌的心煩意亂、身體黏膩等印象，還可讓躁動的內心平靜下來。當你能夠抒發、直到身心放鬆與舒暢時，即使外在仍是炎夏酷暑、讓你汗流浹背，內在是可以接受或享受這樣的清理、毛孔疏通後的清爽。而自由書寫即是順氣、排解心火的好方法。

自由書寫的原則與意義

「自由書寫」的做法是要人在限定的時間內，持筆將頭腦、心裡的各種念頭、感覺快速且不作刪除與修改地書寫在紙頁上。在未達預定的時間內盡可能不要停筆，書寫時完全不需回頭看自己書寫的內容，寫錯字也沒關係，不會寫的字寫注音也可。前後句未符合頭腦邏輯也是很正常的事，不需要在意字跡、表達文法與書寫結構（像是標點符號或段落）。重點是把出現在腦海或心聲的東西通通寫下來，想到什麼就寫什麼。

最好在書寫期間，能夠把設定時間的工具（像是手機或計時器）放到身後或手邊觸摸不到的地方，這可以減少書寫者因想要確認時間而分心的機會，當書寫者可以更全然專注在自我的表達時，

這些文字、筆跡如同心靈路徑，呈現人們真實的想法與感覺，也鼓勵人們盡情地表達自我、真誠地好奇內心的聲音，此種做法相當有助於紓解情緒，也能鬆開過去或當下的糾結與衝突，持續的書寫歷程讓人們能夠宣洩更多、同時帶領人們貼近自己更真實、深層的意識。

關於自由書寫的準備：

1. 關於書寫工具

　　A4 大小的筆記本和可以書寫流暢、速乾的原子筆，筆水顏色不拘，以及可以計時的工具。紙頁如果太小，書寫者容易因為書寫到底得翻面，而造成思緒的停頓；選用速乾的筆，因為書寫快速時常會遇到墨水未乾、手壓在紙上易產生污漬而使紙、手變得髒污，這種不清爽的狀態也會干擾書寫情緒與意願。在設定時間方面，值得再次強調，若定好時間後，便開始書寫，除非預設時間的鈴聲響起，否則絕對不停筆；如果怕太專注、鈴聲響起時會受到驚擾，可以特別選用較輕柔的音樂（例：頌缽聲）來做提醒。

2. 關於書寫時間與場地

　　你可以選擇在任何你覺得適當的時間與空間書寫，不一定需要

全然安靜的地方,但周圍環境要是你感覺放鬆且不會有人來干擾、使你書寫中斷的地方。另外,在這段時間裡,你可以決定保持固定時間與場所的書寫,或者,你想要嘗試在不同的時間與地方書寫也可以。保持彈性,是為了增進自己書寫的意願與機會,請特別覺察自己在不同的心情之中的需求,以及在不同情境當中,書寫的心情與感覺所帶來的影響與刺激。然而,有紀律的形式會使身心有所準備,會更容易進入書寫的狀態,且更有益於對照自己的感受與經歷(例如:每天晚上 9 點在書房進行自由書寫)。這個書寫的設計可以為生活創造出一種韻律,讓人建立一個覺察與陪伴自我的良好習慣。無論你想要以何種方式進行,帶著敞開、好奇的意念來做這個書寫練習與計劃。

3. 書寫的「起始句」

會是探索方向的關鍵,如同我們為自己設立一個起點或入口,能透過這句話來喚醒自己的記憶與畫面,也是協助延續書寫的技巧。從開頭句開始,寫下腦中出現的任何句子,一句接著一句書寫。這裡建議能夠以「我」為中心的好奇,以下提供不同的開頭句給讀者參考,協助自己有不同層次的整理與收穫。請在每次書寫時,跟隨著自己的心與直覺去挑選當日書寫的開頭句。

感官

「我看到」、「我聽到」、「我聞到」，總體：「我感覺」

思緒

「我記得／想起」、「我認為」、「我想要」

情緒

「我覺得」、「我喜歡／討厭」、「我生氣（各種情緒）…」

　　　　　　（可以參照情緒覺察或辨識的資料）

行動

「我可以」、「我能夠」、「我決定」

覺察

「我發現」、「我知道」、「我選擇」、「我需要」、

「我希望／渴望」、「我擁有」、「我願意」

　　或者，也可以透過不同或反向去寫，也會整理出不同的內容與感受。反向的開頭句有時會讓頭腦覺得不那麼順暢，但相對也會出現意想不到的內容，像是為自己的心靈打通了另一條路、往不一樣

的方向去探索心的風景。

感官

「我沒看到」、「我沒聽到」、「我聞不到」

思緒

「我不記得/想起」、「我才不認為」、「我不想要」

情緒

「我不覺得」、「我討厭」（情緒有很多種類）

行動

「我不可以」、「我不能夠」、「我無法決定」

覺察

「我沒發現」、「我不知道」、「我選擇不了」、

「我不需要」、「我不希望/沒有渴望」

以上的開頭句只是舉例，讀者都能依其概念自行變化、延伸，不需要拘泥在前述的開頭句。

4. 在書寫的過程

當你在書寫的過程中，發現自己頭腦出現空白、不知道要寫下什麼而停頓時，可以透過以下三種的其中一個來解決此問題：

（1）如實地寫下腦中的空白、呈現自己的停頓，或許接著會有出現叨唸、不知所措的各種反應，但心靈會在此空隙的過程中浮現其他重要或更值得說的訊息。

（2）可以再回到「開頭句」書寫。如果你是採用「我記得」做為開頭句，那就是再以「我記得」去延伸其他的片段或故事。

（3）透過重覆上一句子或句子中的詞，再繼續書寫。例如「我知道颱風要來了。颱風讓我覺得……」、「我沒看見自己的疲態，我沒看見自己的疲態是因為我不能接受我會累的事實。」

無論是出現的停頓，或稱思考的空隙，都是心靈給予重要或有趣的訊息的機會。盡可能地讓自己不要中斷書寫，並允許自己會把所有的想法與感覺都寫下來。

5. 在書寫結束後找時間再朗讀一次

可以選擇寫完後不去閱讀文章，完成一篇自由書寫就蓋上，直到下一個節氣（或下一個季節）時，再唸出來給自己聽。朗誦自己所寫的東西，此舉動將整合你的經驗與情感，深化你的個人覺察，

同時也會有種頓悟的感受，特別是當你將自己的文字唸出聲音、被自己聽見時，有些人會因此被觸動。因為，你說出自己的心聲，見證了這些想法與感覺，帶來一種堅定、清晰的感覺。那是在當下、還在經歷某些事情或情緒時較難感受到的清楚與確定感。

在夏至中其間所進行的自由書寫，不只是讓你憶起或傾訴過往而已，更是要讓你可以把過去和未來都帶到當下。於此，你可能發現自己正在偏離、又或者驚喜有其他的東西吸引了視線，以及你仍在直奔、朝往心之所向的地方。自由書寫的精神是不評價、批判你所思、所感的一切，所有浮現上來的訊息都是可以被接納的，即使是心中的哀怨或不確定都是珍貴的。當我們抱持著這份寬容，對於我們所穫與所失也就能坦然地接受了。

《 14 日自由書寫建議格式 》

＊第一行：
紀錄今日書寫的年月日時分，星期 / 天氣： 。第 天。
這個資訊方便在日後有機會進行檢視時做搜尋。
＊第二行：
今日選擇的「起始句」（關鍵字 / 主題）。

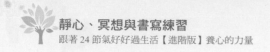

請為自己預留整頁的空白來做書寫，不管當日寫到何處。
隔一天的書寫都從新的一頁著手書寫。

〈關鍵字與主題〉是和當日最初要計劃書寫的意念或狀態有關，也是一個重要的提示或設定的方向，例如起始句：我記得（今日和老師的對話、放心做自己）。在書寫前可以先為自己做簡單設定。

開場雖然有設定主題，不過依照自由書寫的特性，會隨著思緒或心靈的感受而出現文句，有時會依照主題去發展、有時也可能會書寫到其他方向或事件上。無論如何，仍可以透過這個起頭或意圖去回顧自己的書寫狀態。

＊最後一行：
書寫結束時可以為自己再以「其實，我想說的是……」來做結尾，將今日的書寫內容做一次即刻的聚焦。

這是一個魔術句，讓書寫者能夠將思緒快速整頓、並理解自己的狀態。

夏至書寫

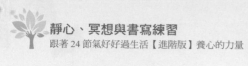

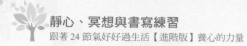
秋分

節氣時令 16 秋分（9 月 23 或 24 日）
[一葉知秋，畫夜平分]

秋分書寫的概念：

觀照身心、平衡生活

　　秋分，是秋天的中點，跨過這日之後，日子晝間漸短、夜間漸長，萬物走向衰微，是一個整體能量出現消褪的時節。這正是我們轉向內在、靠近身體的時機，此刻的停留、觀照，回應著氣候的變化與影響。

　　因為秋分溫差變得明顯，人們的身體機能、心情或思緒經常會隨著這樣差異而起伏，許多人確實會因季節的明顯轉變而感覺脆弱、敏感或有些身心不適的症狀會出現。若我們願意保持跟身心的聯結、傾聽與感知它們，這些細膩的準備有助於調和自我的狀態。

拉回對自我的專注

在秋分讓身心有機會微調，放鬆前半年因各種人事之間、需要持續努力或撐住才能維持的張力，是很重要的。特別是有些人在春天還來不及計劃、方向不明卻仍得延續，承接的夏天又是難停歇、繁忙的能量，因此沒時間停留與消化，接連到了秋分，會出現許多身心方面的阻塞、目標偏斜的情況，而且混亂還可能一時之間無法理清，因此困惑或質疑自己的努力與成就，到了冬天很可能會陷入深沉的沮喪。

無論春、夏的進展為何，秋分仍應提醒自己要沉靜自我、潛心回到內在，收攝那份追逐的欲念，不管回首時你是心滿還是失落，都值得肯定曾有的付出。此時，以書寫為媒介，透過對話的方式，拉回對自我的專注，重整和自己有關的不同面向或力量，使其能相互交流、聆聽其聲，再從中學習微調、找到保持平靜與和諧的步伐，等待冬日的親近。

秋分的對話書寫

在秋分自我陪伴的書寫當中，設定的傾訴、交談的對象是身

體，像是：「某個身體器官、身體部位或組織」。趁秋分時，來逐一關心、點名自己的身體部位，找到需要休息或調養的地方、把愛與感謝奉上。

　　所謂的「對話書寫」即是會讓兩者或多方的角度有機會交流，對話的目的未必是獲得共識，但主要是讓不同的聲音有機會表達、去認知或接納不一樣的觀點與立場。雖然，有時會經歷紛雜或衝突，但也會帶來真實與謙卑。人們會發現、理解不是只有單一面向的解讀，不再強調某種標準或堅持在某一個位置時，便能以寬闊的視角去收納豐富的訊息。秋分最重要的提醒亦在於讓自己的認知不陷入執著、不過度認同，試圖保持於中立點。生活要進度，未必是偏向某邊才會加速。平衡之姿，不被優缺或新舊所擾，使足以突破盲點與瓶頸。

關於對話和寫信的時機

　　邀請人們以「對話」的結構來做書寫，或藉由「寫信」概念做為書寫的形式，是因為兩者皆各有特色，挑選有助於自己流露真情的做法即可。對話會使雙方訊息變得更輕快，更多直接的想法與感受會產生，而寫信則帶來一種親密感，像是一種表白，會有深刻的

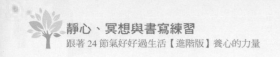
效果。若在對話當中，發現一來一往的對話方式會使思緒中斷或太跳躍，則可以回到書信的寫法，較能盡情地吐露。但對話的結構也值得嘗試，會激盪出創意和新穎的思路，而且無論是說談者還是回應的一方，都能更貼近其特質、感受到內涵，對於其中的掙扎能夠體會、而一致之處也會感受特別強烈。

【對話】

你可以依當下的需求進行選擇開啟對話的主角，例如：你長時間都有上背部感到緊繃、痛麻的情況，那麼能夠和後背談談、好奇它為何會疼痛，就會是個好的開端，因應著你想知道的疑問，會先成為打開話題的一方。即「親愛的後背，你今天為何會特別痠麻呢？」因此下一句會由背部來回應，瞭解身體此刻的感覺與狀態、瞭解它有什麼話想要說或需要被理解的地方。

你可以順著直覺地寫出「後背」的回話，像跟朋友般地輕鬆聊天，對於你跟後背的關係會變得更自在。又或者你能在它發話前，先將注意力停留在背上，運用呼吸去聯結，吸氣時想像是讓整個背去吸氣，讓空氣進入背部，吐氣時也從背部釋放，帶著意識的呼吸可以活化背部的覺知，背部能呈現或給出的訊息或感覺，會更對應出你所需瞭解的內容，覺察會更深刻。若你在做此練習時，發現並

無特別靈感、不知從何下手，可以透過「身體掃描」的冥想練習，本書中有許多的冥想，也可以透過冥想與靜心後來整理身心的經驗、進行自我對話的練習，有助於覺察與確認身體的感覺與需求。

【寫信】

若你期待可以好好地和身體溝通，在生活某些層面想要與身體合作或需要取得它的支持，那麼寫信的方式，能使你更進入與它聯結關係的情境裡。當你準備寫信時，能先設定你的意圖，因為目的不同，會製造出不一樣的火花與互動的品質。像是慰問、祝福、告白、感謝、請求原諒、渴望修復關係、期待某個希望達成等的心態，會創造出的語言和情感的氛圍是迥然不同的。

當你準備好寫一封信給身體某個器官或部份時，你會深刻地感受到跟它們的聯結。像是秋分走肺經，重視心肺功能的提升，若能以「心」或「肺」做為訴說對象，進一步地感受呼吸、心律的頻率與速度帶來的意義，「親愛的肺，我想關心你最近經常會感覺悶悶的。」肺或許會告訴你，它對某些味道敏感，因此讓呼吸變淺，你剎那間明瞭自己為何煩躁或喘不過氣。這份溝通的橋樑會建立起來，除了有機會知曉身體的狀況，也可能從中明瞭能如何照顧、體貼自己的身心與生活。

　　因此，像是生理層面的不舒服、受傷或疾病等，這些狀況也會是你寫信的客體。當人生病或身體不適時，常是因為過去沒有留心、照料，忽略和不正確地使用後，使得它出現問題或為生活帶來負面的影響。特別是秋天季節轉換時會遇到溫差變化大、日短夜長的時間消逝感，某些人的身體或情緒會明顯感受到不穩定。因此，再度地將心思放到這些身體的狀況，給自己一些時間去感應，這種溫柔也是秋天的一種浪漫。當然，也別懷疑，寫信的對象也可能會回信給你。你可試著轉換角色，讓你寫信的對象回一封信給你。這或許需要一點想像力，但是當你們之間建立起聯結時，聽見它的回覆、瞭解它的感覺是有可能的。與身體合一時，會使你更靈敏、更具智慧。

　　《範例》
　　這是我在很多年前做自由書寫練習時所寫的內容，因此創作這篇文章的形式是沒有任何修飾、很直截地完成。當時我寫信的對象是我的子宮，因為那時候的我常有經痛的問題，很苦惱也氣憤它帶來的不適，但也發現我從來沒有聆聽過這個身體、疼痛想要帶給我的訊息。

親愛的子宮：

妳才剛進行完這個月的淨化，

這個月淨化的儀式，這次我沒塞一顆止痛藥給妳。

我忍住了，即便我真心認為這其實是個挺不賴的解決之道。

我想著，送妳一顆藥，對我們的關係會有什麼幫助呢？

妳要我的休息，妳要我對妳多一點耐心，

妳需要讓那該逝去的一切流個乾淨，

妳只是負責某個平衡，

大掃除就是妳的最佳表演節目，

我老不愛看。甚至覺得妳根本是找我麻煩。

身為女性總管的妳，

妳只不過負起女性掌管的責任，來教訓我。

對於我的叛逆，妳也覺得看不下去。

妳認為我對自己身體做得努力太沒誠意，

妳已經睜一隻眼、閉一隻眼盡可能包容著我。

有鑑於妳對我的厚愛

現在我回過頭傾聽妳，

算是給我們一個平和的機會。

儘管我們過得好像是兩個人的世界一般，

但事實畢竟是我們根本是一體。

我不等於我自己。

我的這些和那些都得攜帶上才是我這個人。

妳鬧了脾氣，我大門就出不去了，只能躺在床上無力。

我為何那樣的害怕妳？

因為妳的法力無邊。

我會在妳來的那些日子返老，

變成一個動作遲緩的老太婆。

什麼事也做不了。

無論坐躺都找不到所謂的舒服姿態。

只能祈求有機會昏睡來逃過這場疼痛的劫。

其他部份都跟著一起動員，加入分裂的行列，

共同攪局，然後那一天是不折不扣的災難。

然後我被可憐、被同情，被警告、報威脅、被控制。

究竟妳的目的是什麼？

需要使出這麼大的力氣，要我乖乖就範？

。　。　。

以下是子宮的回信

親愛的 Anadala Joti：

嘿，我要妳記住，妳是個女人，妳是個人。

妳需要回到自己身上，去滋養，才會有愛、有能量、有力氣。

我需要妳更能體會自己的有限性，

妳才會明白，所謂的珍惜、所謂的抉擇。

妳才會懂得，試著放手或者住手。

我不需要妳拼了命做好，

我只期望妳如實地做到、真切地活著。

為了確保妳的愛能源源不絕，可以付出，也可以被給予，

所以，我要妳學會脆弱，

所以，我給了妳一個藉口，嚇壞大家。

給妳一個免死金牌，去擋下所有麻煩。

讓妳學會自己調整生活，

以及，意識到自己身為女人，妳得柔軟。

妳得賴在那個那個妳每日都希望可以多躺一會兒的舒服床上。

我實現妳的藉口，妳的願望，用一個月中的那麼幾日。

希望妳會明白，無論如何，我的真意與智慧。

【補充：擴增書寫的對象】

實際上，談話的對象可以延伸更多。

1. 跟身體覺察有關的。包括我們的感知，我們認識所處的世界、在我們的環境與空間裡，其實不會只有一種感官（像是視覺）協助我們去經歷、感受。還有，聽覺（什麼樣的聲音會充斥或出現在內外的環境之中，有時無聲也是一種體會。）、嗅覺（什麼氣味是一種觸發，聯結著很內在的經驗、情緒反應。）或動覺（活動空間的範圍與設計、能夠怎麼樣運用自己的身體）等等。

　　這些經驗會整合形成我們獨有的觀感，往往是很直接的感覺，有的人會很明確、深受影響，當然也有的人可能不那麼敏感。這也會讓我們感知到自己跟這個空間是緊密、疏離，安全或不安的。當我們有機會去探索，去貼近自己的喜惡，也有機會去調整與改善。因此，透過感官做為一個書寫的觀點或對象，也會帶來很不一樣的經驗，更有創意、也更能發現自己是如何覺知身體狀況以及各種感官的變化與合作之下，使我們有了獨特的體驗。

　　2. 讓兩個具有差異或相對的面向彼此對話。例如：「感到不足或匱乏的自我」和「豐盛、顯化的自我」進行對話，讓「失衡生活」和「平衡生活」去交談，試著邀請「脆弱的部份」和「堅強的部份」彼此溝通。而運用在寫信方法上，也能以其一做為抒情對象。即「親愛的豐盛，我想跟你説……」。秋天是農民慶祝豐收的季節，特別書寫自己的「收穫」與「豐盛」，能使自己聚焦在自己所擁有與獲得的部份。秋天也可以很樂觀，在秋分時活出稻浪的柔軟與遼闊，即使曾有些損失、付出了代價，但仍可大方欣賞與讚美自己的美好。秋風不是要吹涼你、而是歌頌你對自己的愛。

秋分書寫

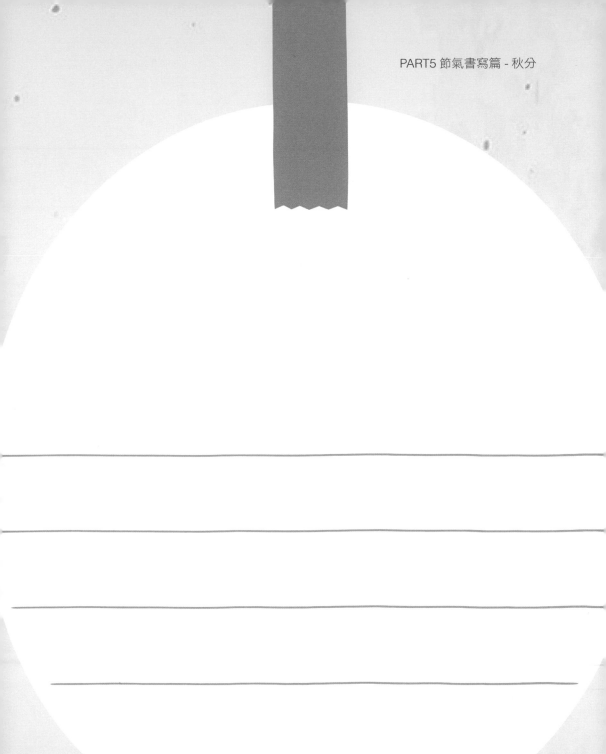

靜心、冥想與書寫練習
跟著 24 節氣好好過生活【進階版】養心的力量

冬至

節氣時令 22 冬至（12 月 21 或 22 日）
[白晝最短，黑夜最長]

冬至書寫的概念：

感謝當下，接納一切的發生

　　在冬至這一日，人們印象最深刻的是會跟親友齊聚品嘗湯圓與送禮物的習俗，感謝整年的忙碌終於告一段落；感恩生命裡有著彼此的陪伴與照顧。在冷天裡，團圓共享暖呼呼的湯圓、分享生活日常，這樣簡單的幸福讓人感覺有力量，自然對未來心生期待，願意面對所需要的成長。

　　而除了跟所愛的人相聚、聊談互道平安喜樂之外，自己也要帶著美善的眼光來跟自己相會。有時候我們渴望聽見別人稱讚或感謝自己，但其實最重要的還是我們願意堅定、欣賞自我的付出與投入，跟自己表達感謝、練習更廣泛地將這份感謝也傳遞給周遭所有的人事與經驗。

感恩的心情 能開展新經驗

　　感謝的心情會使人知足常樂，同時也會帶動與擴展圓滿或豐盛的能量，因為有感激之情的人，常會使別人更願意為他付出、互動，那是一種雙贏的局面：你值得，所以我分享；我分享，因為你值得。而活化情感的流動宛如滋養生命中的水元素，正是冬至之後適合啟動的再生能量。當我們處於愛之中，便能滿足、不再匱乏地願意放下那些不再屬於我們的東西，沒有緊抓的需求，自然地也能夠敞開去迎接新的經驗。

　　因此，冬至書寫的重點在於當下的感謝。此時，「感謝」會像是一種句點，當我們清楚知道這是自己不再需要、決定要告別或清理時，一句謝謝能夠讓舊的人事物離散得更堅定，為適合、符合自我生命目的的機會清出空間。感謝也如同是起點，當我們準備建構下一步之前，先說出口的謝謝，會是一份肯定與推動的力量，帶著自信去經歷過程。感謝讓結束變得高雅、開始變得優美，完美地連接起生命的各種片斷，能化解苦澀、亦可讓經驗回甘。

　　所以，冬至書寫目的是把當下心裡頭的點點滴滴、感受與經驗寫下來，這也是獻給用心一整年的自己最棒的禮物。

冬至的感恩書寫

　　冬至的感恩書寫著重在「當下」，不是刻意地去回想先前、過去中要感謝的事，而是處於當下時去覺知自己內在的感覺，人們即刻的感受是最清晰且及時的，這麼做也有深切地用意：願人們能帶著感謝的意圖，投入在時時刻刻。在冬至到小寒的這段期間做這個書寫練習，意味著你將帶會以珍惜與欣賞的眼光，從今年跨越到明年。讓我們看待自己，不再用檢討與修正的態度，而是真誠地認可自己的所做所為、所穫悉的一切。因此，這個書寫練習和針對這個練習的提醒如下：

　　1. 在 1 日內，設定至少 3 個時間點。（請參照你工作行事曆與生活習慣，來決定合理的時間），最好每 1 日都是不同的三個時間（例如第 1 日是早上 10 點、下午 4 點或晚上 9 點；第 2 日是早上 8 點，中午 12 點，晚上 6 點），然後這個時間到（或鬧鐘響），就請回到內在問自己「此刻正在經歷或體驗什麼」，寫下這個詢問後所出現的感覺或想法，無論出現什麼內容，都要表示感謝，以「我感謝」做為開頭。

　　例：我感謝交通順暢所以能準時抵達目的地、我感謝我能忙得不可開交、我感謝這瘋狂的太陽光曬的我很暈眩、我感謝有人告訴我優惠的資訊……等。在當下出現的任何感覺與想法，未必感謝的事情都是正向、有益，然而有時那些對我們而言是負向、不容易或困難的時刻，也是需要感謝的，就是以一種全然接納的態度、寫下「我感謝……」。最重要的是，你可以決定自己所要感謝的是什麼。書寫時就是把當下的感覺或想法，以一句話完成，不需要多加描述或解釋。讓那個瞬間的感覺與想法躍出、然後以紙筆接住。因此和一般「感恩日記」較不同的地方在於這個書寫練習是講求捕捉當下、而不是透過回顧整日的形式而做出的書寫或筆記。

　　2. 在心裡想著「我感謝……」跟實際上把這句感謝寫下來，會在我們內在形成很不一樣的經驗。當你把所思所感書寫下來，是一個再意識化的過程。原本是抽象的在腦海中形成的訊息或感受，大腦確認要使用的字句或語言，透過文字、經由手具體化寫在紙上，這是一個簡單卻能使人明確、堅定的過程。因為，這樣清晰的呈現會使人更正視、意會自己的意思。

　　因此，你也有機會感受到自己是否真心的感謝，可能有時會帶著一種自嘲、揶揄的語氣（例：我感謝媽媽很難溝通），因為對應

當下真實的情緒就是如此。然而,當你如此一寫,內在可能出現新的流動(我感謝媽媽很難溝通,所以我現在努力學習表達)。因為當我們感受到困境或阻礙時,仍以感謝做為開頭時,會有一種轉化的影響,心靈會突然浮現某些理解。這不是故意的轉折或試圖迴避原有的心情,而是當愛或感謝能有機會傳送到我們不舒服或不愉快的時刻時,經常會帶來一些轉變;若是真心、肯定的感謝,也能達到一種顯化、強化的效果,例:我感謝被聽懂了。寫下這句話,那份珍惜、被愛的感覺會更明顯。

3. 這個書寫練習能從冬至延續到小寒。請留存、蒐集這些「我感謝」開頭的句子,可以到冬至節氣結束後,把它們排列開來,挑選出自己感到最貼切心靈、擴展生命或平衡情緒之類的句子,重新排列、製成一篇專屬自己生命或生活的「祈禱文」。當書寫者攤開這些「當下時刻」擺在眼前,這些都是實際的經驗與感受,會構築、勾勒出關於活著的不朽畫面,生動地提醒著自己所經歷的經驗,一個平凡的時刻卻仍能發著光,閃現一種獨有的體會。

《範例》

「謝謝我有能力顯化自己的創造，
這一日會有值得的體驗或學習，
我是豐盛、健康且充滿愛的人，
我能順利、平安地渡過這一日。」
簡單地感謝，
但能細膩的想像這個美好祈請與祝福已傳遞到宇宙，
同時，感謝並信任這份美好的請求
會在適當的時機被回應與實現。

冬至時，我們能每天利用一些時間帶著這樣的意識、去感知與
確認自我，自然地也會影響著我們對待自己、身邊與環境的態度。
我們或許會建立一種習慣，在停頓、專注呼吸時，自問此刻會想感
謝什麼，也透過這樣的自我察覺與記錄的方式，找到自己生命中的
秩序與風貌。

為書寫的形式，係因兩者皆各有特色，挑選有助於自己流露真
情的做法即可。對話會使雙方訊息變得更輕快，更多直接的想法與
感受會產生，而寫信則帶來一種親密感，像是種表白，會有深刻的

冬至書寫

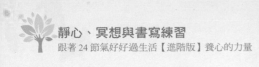

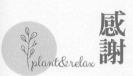

感謝

跟著 24 節氣書寫

當今外在環境豐富多變，人們常聚焦在 3C、最新玩意跟上沒、流行這本書主題很重要、整頓卻很有意義。我跟 Ranra 在表達與呈現的風格如此不同，極為難想像這樣的差異卻存於同一本書，我本來介意著那不知如何融合的為難，卻也不想被這種似乎沒有答案的事所困擾，安撫自己這可能是書裡最獨特的所在，而需要考量與整合的人是編輯珈綾，我對她選擇保有我們各自的特色的堅持、試圖處理出一種共融的版本的舉動是充滿著敬意。

我從不知所措、懷疑到虔心地信任這是一份充滿愛與生命能量的作品，著實穿越了自己侷限的認知，也連接上天地的韻律，悉心地盼望書中的訊息也能夠是你們貼近自然、好奇自己與大地、萬物的關係與合作。

去享受時間、經驗不同時間點的不同節奏，而不是只能遵循社會期待與某種主流文化所訂製出的時間規則，那往往使我們遠離身

心、也莫名地失去大地可以帶來的滋養，還陷入無盡地忙碌、沒完沒了的焦慮。傾聽並運用自然的智慧，學習著新生、滋長、豐收與歇息，懂得卸除沉舊與僵化，這能使生命的發展能紮實、豐厚與彈性。

　　感謝這一路鼓勵與支持我完成創作的親友，並且給予我一些想法、好讓我能夠激盪出靈感。感謝自己對書寫的熱愛、突破了主題的限制，十多年來帶領自由書寫的經驗是我信心的來源，帶領人們透過書寫來覺察、瞭解自我是我對自己的期許。

　　雖然，仍有許多對於書寫的經驗與做法是我想要分享，但真心覺得這四個節氣書寫果真是經典中的經典。謝謝每個願意練習、嘗試透過這個方式來陪伴與整理自己的朋友，深深地祝福你們有著豐盛的收穫，最大的回饋來自於那份對自我的愛與行動。

余欣蓮 (Anadala)

MEMO

國家圖書館出版品預行編目資料

跟著24節氣，好好過生活[進階版]養心的力量:靜心、冥想與
書寫練習/楊惠雯、余欣蓮 合著. -- 初版. -- 臺中市：晨星
出版有限公司, 2023.07　　面 ；　　公分. -- （健康與飲食 ；
152 ）

ISBN 978-626-320-537-6(平裝)
1.CST: 健康法 2.CST: 心靈療法

411.1　　　　　　　　　　　　　　　　　112010669

健康與飲食 152

跟著24節氣，好好過生活[進階版]養心的力量

靜心、冥想與書寫練習

運用節氣的力量，讓身心靈沉澱、提升，再出發……

作者	楊 惠 雯、余欣蓮
主編	莊 雅 琦
編輯	吳 珈 綾
校對	吳 珈 綾、張雅棋
美術編輯	吳 珈 綾
網路編輯	黃 嘉 儀
封面設計	王 大 可

可至線上填回函！

創辦人　陳 銘 民
發行所　晨星出版有限公司
　　　　台中市407工業區30路1號
　　　　TEL：04-23595820　FAX：04-23550581
　　　　E-mail：service@morningstar.com.tw
　　　　行政院新聞局局版台業字第2500號
法律顧問　陳思成律師
初版　西元2023年08月01日

讀者服務專線　TEL：02-23672044／04-23595819#212
讀者傳真專線　FAX：02-23635741／04-23595493
讀者專用信箱　service@morningstar.com.tw
網路書店　http://www.morningstar.com.tw
郵政劃撥　15060393（知己圖書股份有限公司）

印刷　上好印刷股份有限公司

定價 450 元

ISBN 978-626-320-537-6(平裝)